Guia do Sistema
Musculoesquelético

CB019222

CHRIS JARMEY

Guia do Sistema Sistema
Musculoesquelético
REVISÃO RÁPIDA

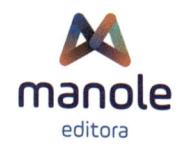

manole
editora

Título original em inglês: *The Pocket Atlas of Skeletal Muscles – A Reference for Students of Physical Therapy, Medicine, Sports, and Bodywork*
Copyright © 2024 Chris Jarmey. Todos os direitos reservados.
Publicado mediante acordo com a Human Kinetics.

Produção editorial: Retroflexo Serviços Editoriais
Tradução: **Paulo Laino Cândido**
    Professor Adjunto da Disciplina de Anatomia do curso de
    Medicina das Faculdades Santa Marcelina
    Mestre em Ciências Morfofuncionais pela Universidade de
    São Paulo (USP)
Revisão de tradução e revisão de prova: Depto. editorial da Editora Manole
Projeto gráfico: Depto. editorial da Editora Manole
Diagramação: Elisabeth Miyuki Fucuda
Ilustrações anatômicas: Amanda Williams
Capa: Ricardo Yoshiaki Nitta Rodrigues
Imagens da capa: Amanda Williams

CIP-BRASIL. CATALOGAÇÃO NA PUBLICAÇÃO
SINDICATO NACIONAL DOS EDITORES DE LIVROS, RJ

J42g

 Jarmey, Chris
  Guia do sistema musculoesquelético : revisão rápida / Chris Jarmey ; tradução
Paulo Laino Cândido. - 1. ed. - Barueri [SP] : Manole, 2024.

 Tradução de: The pocket atlas of skeletal muscles : a reference for students of
physical therapy, medicine, sports, and bodywork
 ISBN 9788520459904

 1. Sistema musculoesquelético. I. Cândido, Paulo Laino. II. Título.

24-92025   CDD: 612.7
         CDU: 611.73

Gabriela Faray Ferreira Lopes - Bibliotecária - CRB-7/6643

Edição brasileira – 2024
Direitos em língua portuguesa adquiridos pela:
Editora Manole Ltda.
Alameda Rio Negro, 967 – CJ 717
Tamboré – Barueri – SP – Brasil
CEP: 06454-000
Fone: (11) 4196-6000
www.manole.com.br | https://atendimento.manole.com.br/

Impresso no Brasil
Printed in Brazil

Sumário

Sobre este livro

Este livro possui um formato de fácil consulta a fim de fornecer informações úteis sobre os músculos esqueléticos importantes para o esporte, a dança, a ciência do exercício e a terapia corporal. A quantidade de detalhes sobre origem, inserção, ação, inervação (incluindo o trajeto comum do nervo) e suprimento sanguíneo de cada músculo atende às necessidades do estudante e do profissional. Essas informações são precisamente apresentadas em um formato claro e amigável, sobretudo porque a terminologia anatômica específica utilizada pode parecer impactante à primeira vista. Por isso, os termos técnicos são explicados entre parênteses ao longo do texto.

As informações sobre cada músculo são apresentadas em um estilo uniforme ao longo de todo o livro.

Fixações

Um músculo geralmente está conectado a dois ossos que formam uma articulação. Quando o músculo se contrai, ele traciona o osso móvel em direção ao osso fixo. Todos os músculos têm pelo menos dois pontos de fixação. No exemplo a seguir, são mostradas a origem (vermelho) e a inserção (azul) do músculo trapézio.

Origem

Ponto de fixação que permanece relativamente imóvel durante a contração muscular.

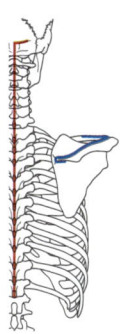

Origem e inserção
do trapézio.

Em geral, é a extremidade do músculo que se fixa ao osso e, dessa forma, atua como uma âncora para o músculo tracionar a extremidade oposta (inserção) em direção a essa fixação estável.

Inserção

Ponto de fixação que se move, portanto, é a extremidade oposta do músculo em relação à origem. Em determinados movimentos, quando a inserção permanece relativamente fixa e a origem se move, diz-se que o músculo está realizando uma ação inversa da origem para a inserção. Em geral, a origem é mais proximal (em direção ao centro do corpo) e a inserção é mais distal (em direção à periferia do corpo).

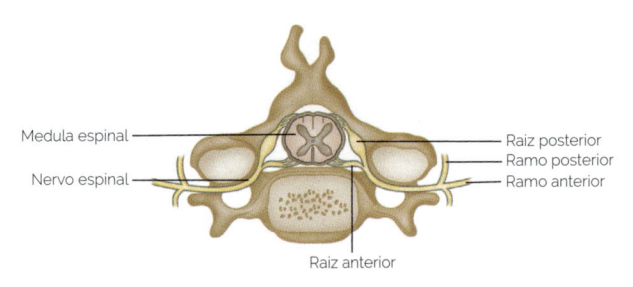

Medula espinal — Raiz posterior
— Ramo posterior
Nervo espinal — Ramo anterior

Raiz anterior

Um segmento medular é a parte da medula espinal que dá origem a cada par de nervos espinais, um para cada lado do corpo. Cada nervo espinal contém fibras sensitivas e motoras provenientes das raízes posteriores e anteriores, respectivamente. Logo após o nervo espinal atravessar o forame ou abertura entre vértebras adjacentes, ele se divide em um ramo posterior, que se estende em sentido posterior, e um ramo anterior, que cursa em sentido anterolateral. As fibras do ramo posterior inervam a pele e os músculos extensores do pescoço e do tronco. Os ramos anteriores inervam os membros, assim como as regiões laterais e anterior do tronco.

Suprimento nervoso

O *sistema nervoso periférico* (SNP) compreende todas as estruturas neurais fora do encéfalo e da medula espinal, que constituem o *sistema nervoso central* (SNC). O SNP possui dois componentes principais: o *sistema nervoso somático* e o *sistema nervoso autônomo*;

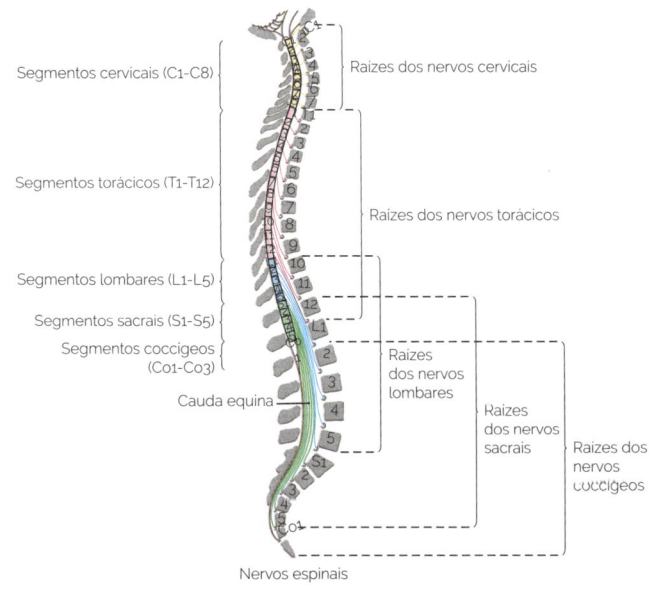

Segmentos cervicais (C1-C8)

Raízes dos nervos cervicais

Segmentos torácicos (T1-T12)

Raízes dos nervos torácicos

Segmentos lombares (L1-L5)

Segmentos sacrais (S1-S5)

Segmentos coccígeos (Co1-Co3)

Raízes dos nervos lombares

Cauda equina

Raízes dos nervos sacrais

Raízes dos nervos coccígeos

Nervos espinais

este último ocupa-se do controle involuntário de músculos lisos e glândulas. Como este livro trata dos músculos esqueléticos, o foco está apenas no sistema nervoso somático.

O SNP consiste em 12 pares de nervos cranianos e 31 pares de nervos espinais, além de seus ramos subsequentes. Os nervos espinais são numerados de acordo com seu nível de origem na medula espinal, conhecido como segmento medular.

Neste livro, o suprimento nervoso periférico relevante é mencionado com cada músculo. No entanto, o segmento medular de origem das fibras nervosas frequentemente varia entre diferentes fontes. Isso ocorre porque os nervos espinais estão organizados em redes conhecidas como *plexos* (plexo = uma rede de nervos: do latim *plectere* = "trançar"), que inervam diferentes regiões do corpo. Portanto, fibras nervosas de diferentes segmentos medulares contribuem para um determinado nervo que supre um músculo específico.

Para cada músculo neste livro, são indicados os níveis medulares que normalmente contribuem para o nervo que o supre. Os segmentos medulares relevantes são representados por C para cervical, T para torácico, L para lombar e S para sacral, seguidos por um número que representa o nível. Números entre parênteses indicam uma contribuição menor.

Suprimento sanguíneo

Ao pesquisar o suprimento arterial para cada músculo, ficou claro que é difícil de encontrar essa informação quando se busca clareza e consistência. Às vezes há discordância entre diferentes fontes, sobretudo em relação aos diversos músculos menores e mais profundos. Outras contradições aparentes refletem apenas a ênfase em uma parte diferente da "cadeia" arterial pela qual o sangue flui para suprir um músculo. Por exemplo, algumas fontes citam a epigástrica superior como uma das artérias que suprem o músculo reto do abdome, enquanto outras atribuem a irrigação à artéria torácica interna. Como a epigástrica superior é um ramo da torácica interna, isso simplesmente indica que uma fonte descreve de modo mais detalhado do que a outra.

Neste livro, foram identificadas as artérias que irrigam diretamente cada músculo, mas também mencionadas as artérias proximais que as suprem. Portanto, o vaso sanguíneo que supre diretamente o músculo é o primeiro a ser citado em negrito, seguido, em geral, pelo vaso sanguíneo imediatamente proximal escrito em negrito na mesma linha. A principal artéria de origem desse vaso sanguíneo é então fornecida em texto regular e entre parênteses. Em casos em que a "cadeia" de artérias para um músculo for extensa, foi mencionada uma artéria conectora intermediária. Por exemplo, no caso do músculo ilíaco, o suprimento sanguíneo é expresso da seguinte maneira:

Ramo iliolombar da artéria ilíaca interna
via artéria ilíaca comum (da parte abdominal da aorta).

Portanto, se o ramo iliolombar é análogo a um canal de irrigação que se origina da artéria ilíaca interna, e a própria artéria ilíaca interna é suprida pela parte abdominal da aorta, mais central, por meio da artéria ilíaca comum, temos uma visão abrangente do trajeto percorrido pelo sangue para alcançar seu destino.

Quando um músculo é nitidamente suprido por uma determinada artéria, mas também pode ser irrigado por uma artéria secundária (porque se aplica a algumas pessoas, mas não a todas, ou porque muitos, mas não todos os especialistas concordam que sim), o suprimento secundário alternativo foi acrescentado em texto regular, conforme mostrado abaixo:

Artéria glútea inferior
via artéria ilíaca interna (um ramo da artéria ilíaca comum, proveniente da parte abdominal da aorta); também pode ser suprida por artérias circunflexas femorais mediais (da artéria femoral profunda).

Quando há mais de um suprimento sanguíneo de similar importância, como é o caso do diafragma, é citado da seguinte maneira:

Artéria musculofrênica
via artéria torácica interna (da artéria subclávia).

Artéria frênica superior
(da parte torácica da aorta).

Artéria frênica inferior
(da parte abdominal da aorta).

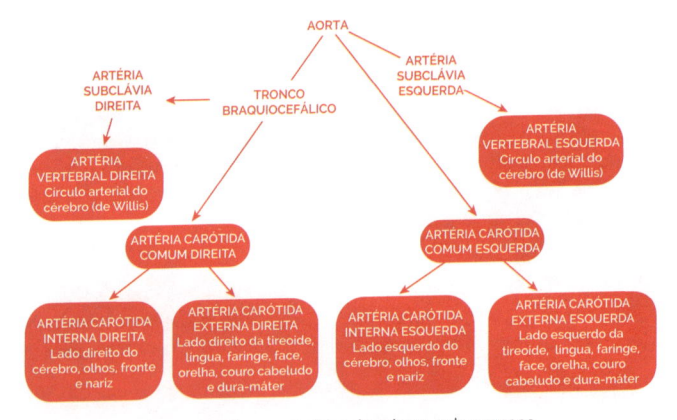

Vasos sanguíneos primários da cabeça e do pescoço.

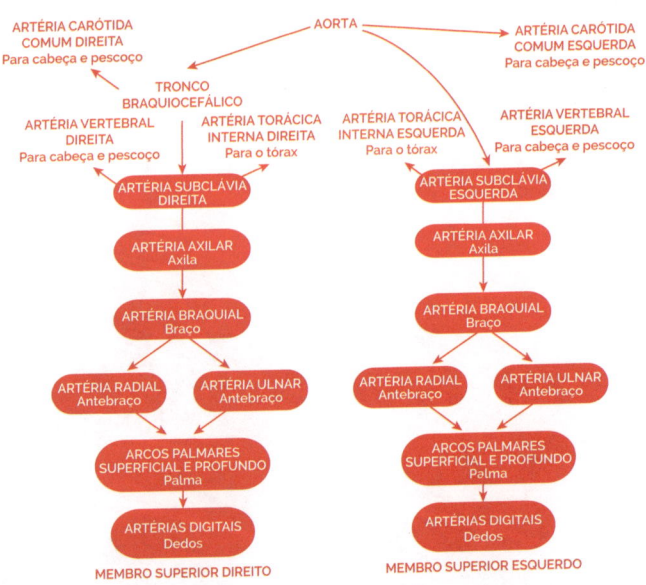

Vasos sanguíneos primários dos membros superiores.

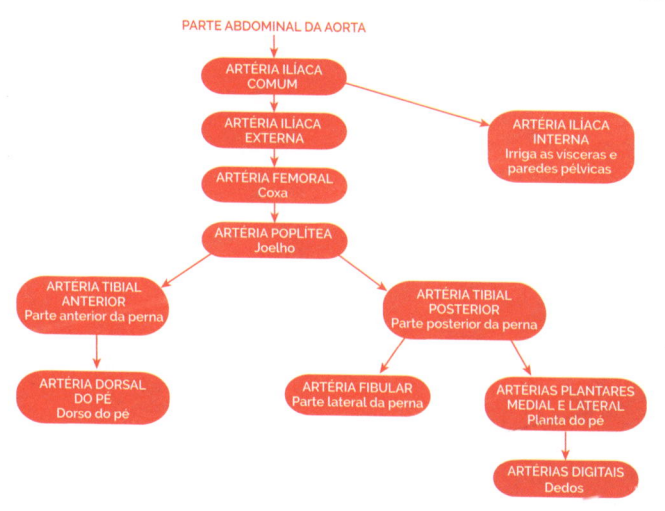

Vasos sanguíneos primários da pelve e dos membros inferiores.

Capítulo 1

Termos anatômicos

Posições

Para descrever as posições relativas das partes do corpo e seus movimentos, é fundamental adotar uma posição inicial de referência, universalmente aceita, conhecida como *posição anatômica*. Nessa posição, o indivíduo está em pé, com os pés juntos, membros superiores estendidos ao lado do corpo e palmas voltadas para a frente (ver Fig. 1.1).

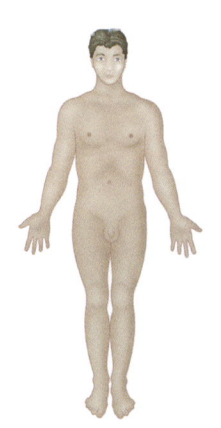

Figura 1.1 Anterior. Na frente de; em direção à (ou na) parte da frente do corpo.

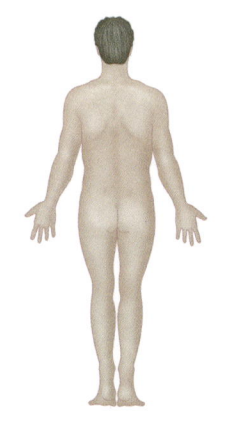

Figura 1.2 Posterior. Atrás; em direção à (ou na) parte de trás do corpo.

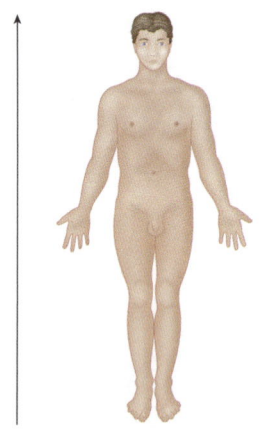

Figura 1.3 Superior. Acima; em direção à cabeça ou à parte superior de uma estrutura ou do corpo.

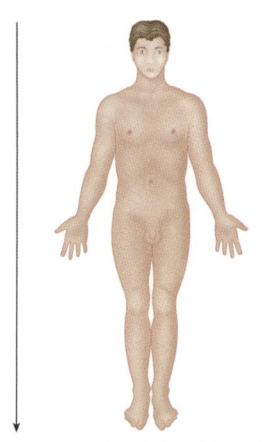

Figura 1.4 Inferior. Abaixo; distante da cabeça ou em direção à parte inferior de uma estrutura ou do corpo.

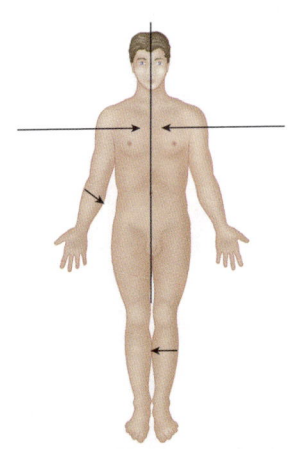

Figura 1.5 Medial. Em direção à linha mediana do corpo; no lado interno de um membro.

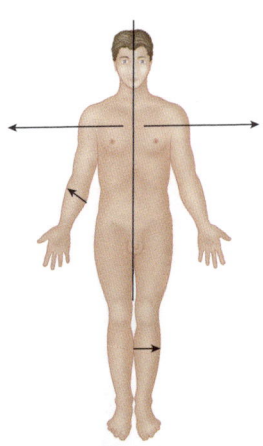

Figura 1.6 Lateral. Distante da linha mediana do corpo; no lado externo de um membro ou do corpo.

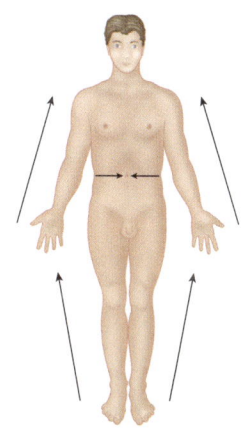

Figura 1.7 Proximal. Mais perto do centro do corpo (umbigo) ou do ponto de conexão de um membro ao tronco.

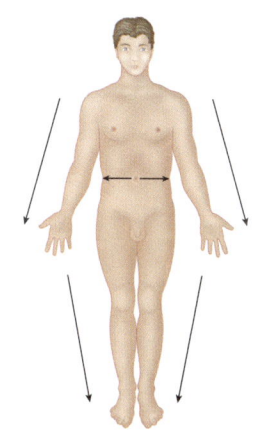

Figura 1.8 Distal. Mais longe do centro do corpo ou do ponto de conexão de um membro ao tronco.

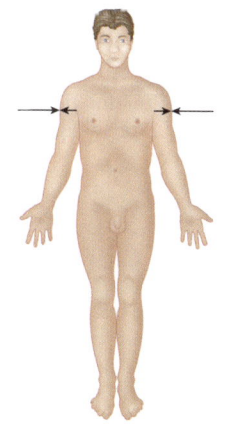

Figura 1.9 Superficial. Em direção ou na superfície do corpo.

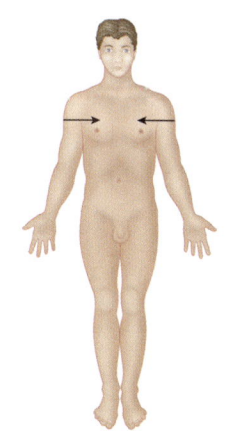

Figura 1.10 Profundo. Mais distante da superfície do corpo; mais interno.

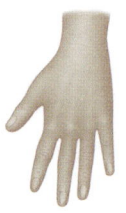 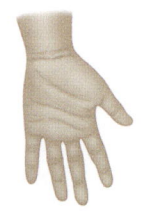 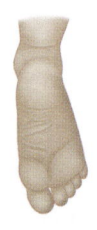

Figura 1.11 Dorsal. Na face posterior, por exemplo, no dorso da mão.

Figura 1.12 Palmar. Na face anterior da mão, isto é, na palma.

Figura 1.13 Plantar. Na planta do pé.

A terminologia direcional utilizada sempre se refere ao corpo como se estivesse em posição anatômica, não importa em qual posição esteja. Note também que os termos *esquerdo* e *direito* referem-se aos lados da estrutura ou indivíduo que está sendo observado, e não aos do leitor.

Regiões

As duas principais divisões do corpo são suas partes *axial*, que consiste em cabeça, pescoço e tronco, e *apendicular*, que consiste nos membros, os quais estão conectados ao longo do eixo do corpo. As Figuras 1.14 e 1.15 mostram os termos utilizados para indicar áreas específicas do corpo. Os termos leigos para as regiões estão indicados entre parênteses.

Planos

O termo *plano* refere-se a um corte bidimensional do corpo; ele permite visualizar o corpo ou parte dele como se tivesse sido cortado por uma linha imaginária.

* Os planos sagitais cortam verticalmente o corpo na direção anterior-posterior e o dividem em metades direita e esquerda. A Figura 1.16 ilustra o plano sagital mediano. Um *plano parassagital* divide o corpo em partes direita e esquerda desiguais.

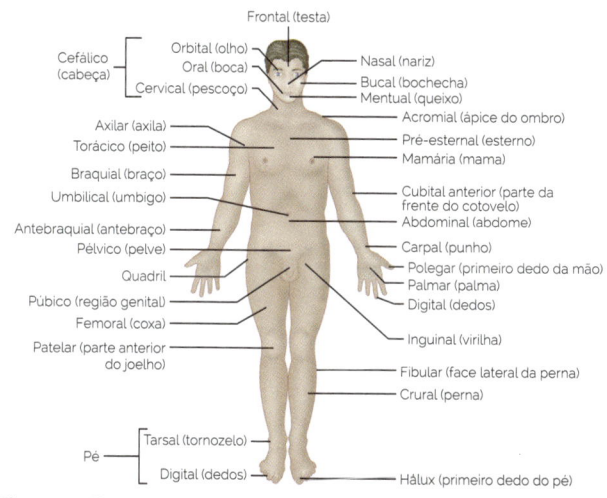

Figura 1.14 Termos usados para indicar áreas específicas do corpo. Vista anterior.

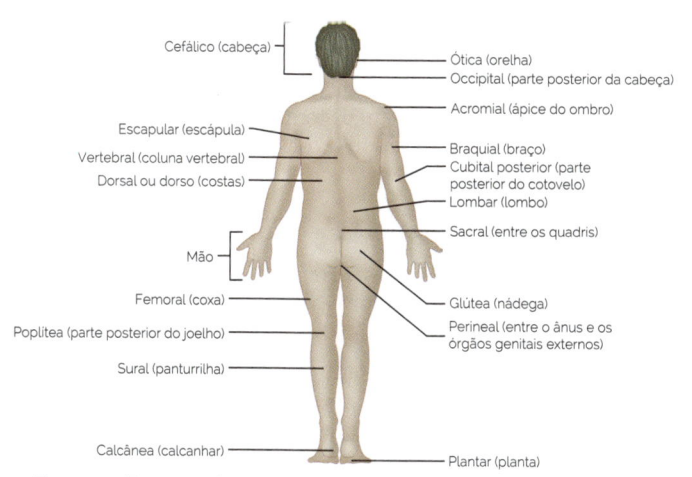

Figura 1.15 Termos usados para indicar áreas específicas do corpo. Vista posterior.

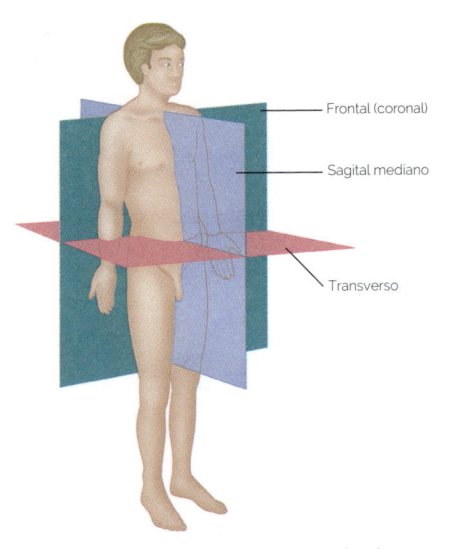

Frontal (coronal)

Sagital mediano

Transverso

Figura 1.16 Planos mais usados do corpo.

- Os planos frontais (coronais) atravessam verticalmente o corpo para dividi-lo em partes anterior e posterior. Estão dispostos em ângulos retos em relação ao plano sagital.
- Os planos transversos são cortes horizontais e dividem o corpo em partes superior e inferior. Estão dispostos em ângulos retos aos outros dois planos citados.

Movimentos

A direção do movimento das partes do corpo é descrita em relação à posição fetal. Assumir a posição fetal resulta da flexão de todos os membros; sair da posição fetal resulta da extensão de todos os membros.

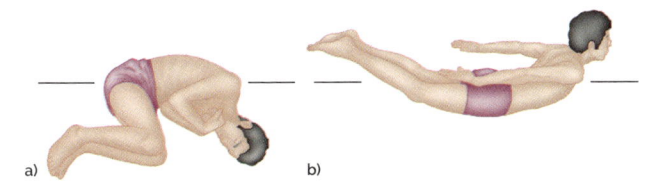

a)   b)

Figura 1.17   (a) Flexão para a posição fetal. (b) Extensão ao sair da posição fetal.

Movimentos principais

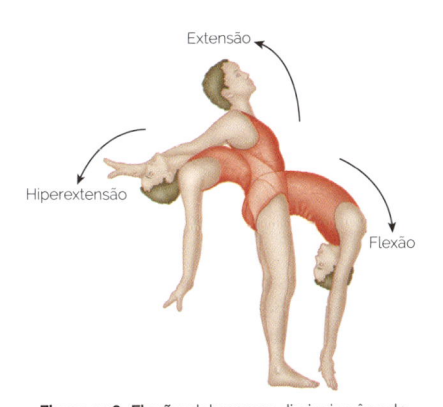

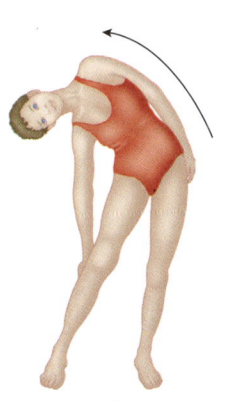

Figura 1.18   Flexão: dobrar para diminuir o ângulo entre ossos de uma articulação. A partir da posição anatômica, a flexão geralmente é para a frente, exceto na articulação do joelho, realizada para trás. Para lembrar: a flexão é sempre executada em direção à posição fetal. **Extensão:** retificar ou dobrar para trás, afastando-se da posição fetal. **Hiperextensão:** estender o membro além de sua amplitude normal.

Figura 1.19   Flexão lateral: inclinar o tronco ou a cabeça para o lado no plano frontal (coronal).

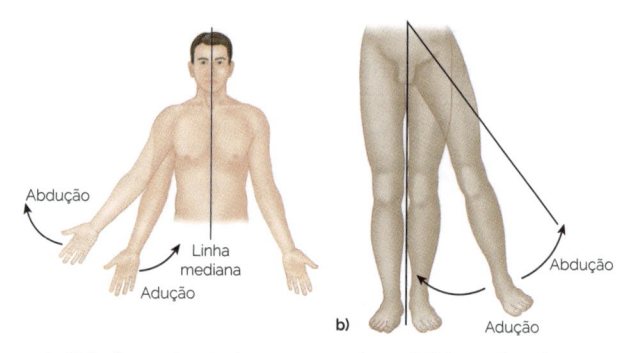

Figura 1.20 Abdução: movimento de um osso para longe da linha mediana do corpo ou de um membro. **Adução:** movimento de um osso em direção à linha mediana do corpo ou de um membro.

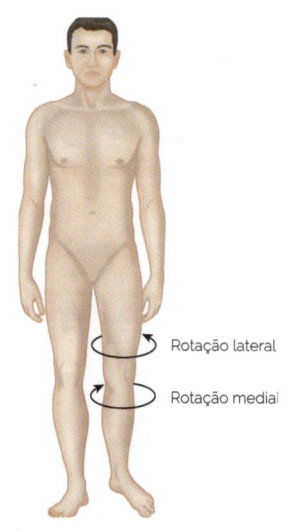

Figura 1.21 Rotação: movimento de um osso ou do tronco ao redor de seu próprio eixo longitudinal. **Rotação medial ou interna:** girar para dentro, em direção à linha mediana. **Rotação lateral ou externa:** girar para fora, afastando-se da linha mediana.

Outros movimentos

Os movimentos descritos nesta seção são aqueles que ocorrem apenas em articulações ou partes específicas do corpo e, muitas vezes, envolvem mais de uma articulação.

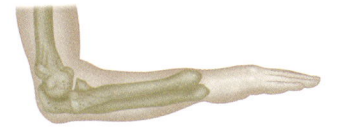

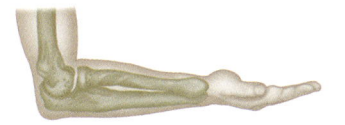

Figura 1.22 Pronação: voltar a palma da mão para baixo em direção ao solo (se estiver em pé com o cotovelo flexionado 90°, ou deitado no solo em decúbito dorsal), ou seja, afastá-la das posições anatômica e fetal.

Figura 1.23 Supinação: voltar a palma da mão para cima em direção ao teto (se estiver em pé com o cotovelo flexionado 90°, ou deitado no solo em decúbito dorsal), ou seja, em direção às posições anatômica e fetal.

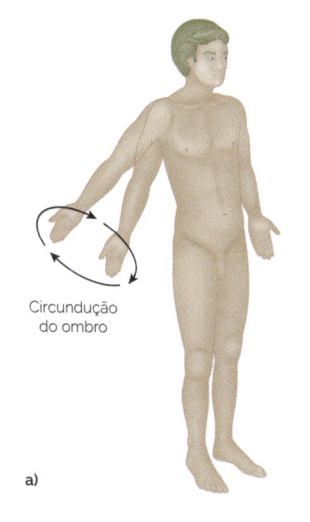

Circundução do ombro

a)

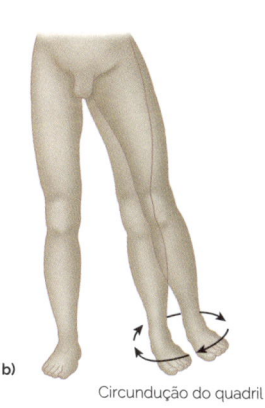

b)

Circundução do quadril

Figura 1.24 Circundução: movimento em que a extremidade distal de um osso descreve um trajeto circular, enquanto a extremidade proximal permanece estável; o movimento combina flexão, abdução, extensão e adução.

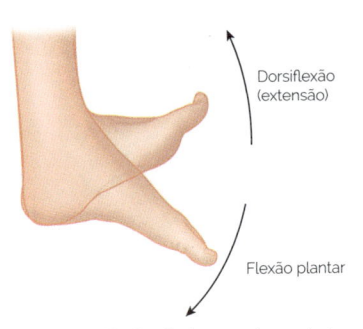

Figura 1.25 Flexão plantar: apontar os dedos dos pés para baixo em direção ao solo. **Dorsiflexão:** apontar os dedos dos pés para cima em direção ao teto.

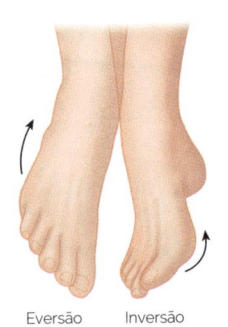

Figura 1.26 Inversão: girar medialmente (para "dentro") o pé, de modo que as plantas fiquem voltadas uma para a outra. **Eversão:** girar lateralmente (para "fora") o pé, de modo que as plantas se afastem uma da outra.

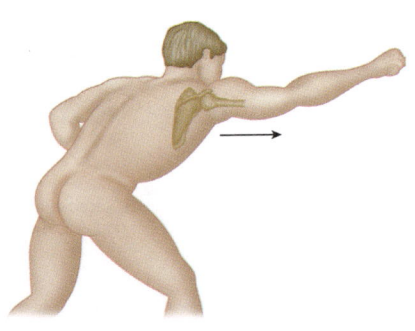

Figura 1.27 Protração: movimento para a frente no plano transverso – por exemplo, protração do cíngulo do membro superior, como ao curvar os ombros para a frente.

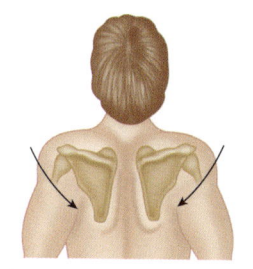

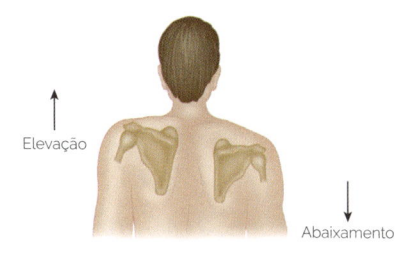

Elevação

Abaixamento

Figura 1.28 Retração: movimento para trás no plano transverso, como ao aproximar ativamente as escápulas atrás no estilo militar.

Figura 1.29 Elevação: movimento de uma parte do corpo para cima no plano frontal – por exemplo, elevando a escápula ao encolher os ombros. **Abaixamento:** movimento de uma parte elevada do corpo para baixo até sua posição original.

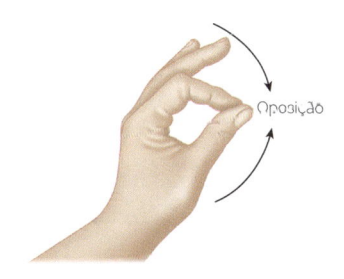

Oposição

Figura 1.30 Oposição: movimento específico da articulação selar do polegar; permite que você toque o polegar nas pontas dos dedos da mesma mão.

Capítulo 2

O sistema muscular

Estrutura e função do músculo esquelético

Os músculos esqueléticos (somáticos ou voluntários) representam cerca de 40% do peso total do corpo humano. Sua função principal é gerar movimento pela capacidade de contrair e relaxar de modo coordenado. Fixam-se aos ossos de maneira direta ou, mais frequentemente, por meio de tendões. O local de fixação do músculo a um ponto relativamente imóvel no osso, seja diretamente ou por meio de um tendão, é denominado *origem*. Quando o músculo se contrai, ele transmite tensão aos ossos através de uma ou mais articulações, o que gera movimento. A extremidade do músculo que se fixa ao osso que se move é denominada *inserção*.

Visão geral da estrutura do músculo esquelético

A unidade funcional do músculo esquelético é conhecida como *fibra muscular*, uma célula alongada e cilíndrica com vários núcleos, que mede de 10 a 100 micrômetros de largura e alguns milímetros a pouco mais de 30 centímetros de comprimento. O citoplasma da fibra é denominado *sarcoplasma*, encapsulado por uma membrana celular denominada *sarcolema*. Cada fibra é envolvida por uma delicada membrana chamada *endomísio*.

As fibras musculares agrupam-se em fascículos cobertos por uma bainha de colágeno denominada *perimísio*. Esses fascículos se agrupam e todo o músculo é envolvido por uma bainha denominada *epimísio*. Essas membranas musculares estendem-se por toda a extensão do músculo, do tendão de origem ao tendão de inserção. Toda essa estrutura é por vezes designada *unidade musculotendínea*.

Ao descrever a estrutura do tecido muscular com mais detalhes, da anatomia microscópica à macroscópica, consideram-se os seguintes componentes: miofibrilas, endomísio, fascículos, perimísio, epimísio, fáscia profunda e fáscia superficial.

Miofibrilas

Por meio de um microscópio eletrônico pode-se distinguir os elementos contráteis de uma fibra muscular, conhecidos como *miofibrilas*, que se estendem por todo o comprimento da fibra. Cada miofibrila exibe bandas claras e escuras alternadas, o que produz a estriação transversal característica da fibra muscular; essas bandas são denominadas *miofilamentos*. As bandas claras, conhecidas como *bandas isotrópicas (I)*, consistem em miofilamentos finos constituídos pela proteína actina. As escuras, chamadas *bandas anisotrópicas (A)*, possuem miofilamentos mais espessos constituídos pela proteína miosina. Além disso, há um terceiro filamento de conexão, composto pela proteína titina, também conhecida como conectina – a terceira mais abundante no tecido humano.

Os filamentos de miosina possuem extensões em forma de remo que se prendem aos filamentos de actina e formam *pontes cruzadas* entre os dois tipos de filamentos. Ao utilizarem a fonte de energia muscular conhecida como *trifosfato de adenosina (ATP)*, essas pontes puxam e aproximam os filamentos de actina.* Dessa forma, os conjuntos de filamentos claros e escuros se sobrepõem cada vez mais, como dedos entrelaçados, o que resulta em contração muscular. Um conjunto de filamentos de actina-miosina é denominado sarcômero.

---

* **Teoria dos filamentos deslizantes de Huxley.** A hipótese geralmente aceita para explicar a função muscular é descrita, em parte, pela teoria dos filamentos deslizantes proposta por Huxley e Hanson em 1954. As fibras musculares recebem um impulso nervoso que causa a liberação de íons de cálcio armazenados no músculo. Na presença de ATP, os íons de cálcio se ligam aos filamentos de actina e de miosina para formar uma ligação eletrostática (magnética). Essa ligação faz com que as fibras se encurtem, o que resulta em sua contração ou um aumento no tônus muscular. Quando o impulso nervoso cessa, as fibras musculares relaxam. Em virtude de sua natureza elástica, os filamentos se retraem até o comprimento original, ou seja, seu nível de tônus de repouso.

- A zona mais clara é conhecida como *banda I*, e a mais escura, *banda A*.
- A *linha* Z é uma fina linha escura no ponto médio da banda I.
- Um *sarcômero* é a seção da miofibrila entre linhas Z consecutivas.
- O centro da banda A contém a *zona H*.
- A *linha M* divide a zona H ao meio e demarca o centro do sarcômero.

Quando uma força externa força um músculo a se alongar além do seu tônus de repouso (a leve contração contínua que ajuda a manter a postura), o efeito de ligação cruzada dos filamentos de actina e miosina que ocorre durante a contração se inverte. No início, esses filamentos se adaptam ao alongamento, mas à medida que ele continua, os filamentos de titina "cedem" cada vez mais para absorver o deslocamento. Portanto, é o filamento de titina que determina a extensibilidade da fibra muscular e resistência ao alongamento.

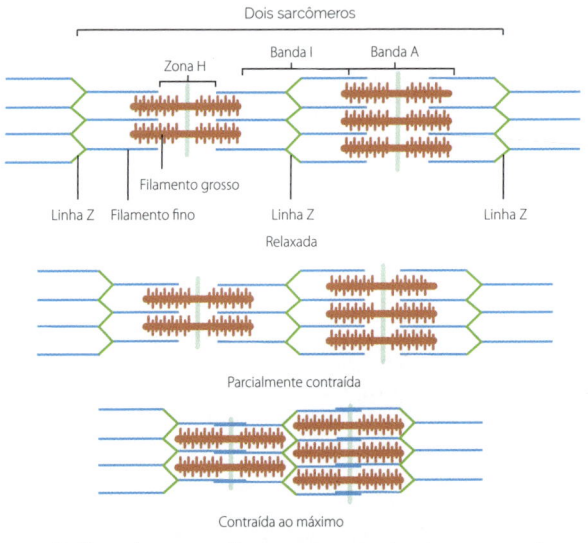

Figura 2.1 Os filamentos em uma fibra muscular se movimentam para se sobreporem uns aos outros e, dessa forma, causam o encurtamento ou contração da fibra.

Pesquisas indicam que uma fibra muscular (sarcômero) pode ser alongada até 150% do seu comprimento normal em repouso.

Endomísio

Um delicado tecido conjuntivo denominado *endomísio* situa-se fora do sarcolema de cada fibra muscular, separa cada fibra de suas vizinhas, mas também conecta umas às outras.

Fascículos

As fibras musculares estão organizadas em feixes paralelos denominados fascículos.

Perimísio

Cada fascículo é envolvido por uma bainha colágena mais densa denominada *perimísio*.

Epimísio

O músculo inteiro, constituído por um conjunto de fascículos, é envolvido por uma bainha fibrosa denominada *epimísio*; esse arranjo facilita a transmissão de forças.

Fáscia profunda

Uma lâmina mais grosseira de tecido conjuntivo fibroso, externa ao epimísio, agrupa cada músculo em grupos funcionais. Essa fáscia profunda se estende para envolver estruturas adjacentes.

Fáscia superficial

Embora sua anatomia e topografia variem de uma região para outra, o que proporciona especialização, a fáscia superficial é sobretudo uma camada adiposa que contém septos oblíquos e conecta a pele à fáscia profunda. Fibras contráteis foram descritas na fáscia superficial, em particular no pescoço.

Fixação muscular

Um músculo se fixa ao osso ou a outros tecidos por meio de uma conexão direta ou indireta. Uma *fixação direta* ou *carnosa* ocorre

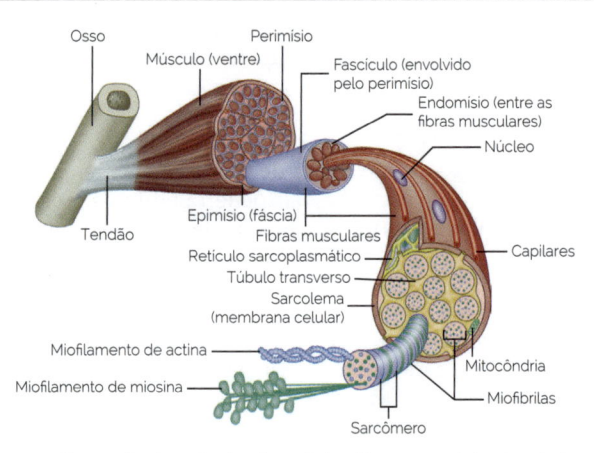

Figura 2.2 Progressão da anatomia microscópica até a macroscópica da estrutura do tecido muscular.

quando o perimísio e o epimísio do músculo se unem e se fundem com o periósteo do osso, o pericôndrio da cartilagem, uma cápsula articular, ou o tecido conjuntivo subjacente à pele, como em alguns músculos da expressão facial. Uma *fixação indireta* ocorre quando os componentes do tecido conjuntivo de um músculo se fundem em fascículos de fibras colágenas para formar um tendão intermediário. As fixações indiretas são muito mais comuns. Os diferentes tipos de fixação indireta são: tendões e aponeuroses, septos intermusculares e ossos sesamoides.

Tendões e aponeuroses

Quando os componentes do tecido conjuntivo de um músculo se fundem e se estendem além de sua extremidade como cordões cilíndricos ou faixas achatadas, a fixação tendínea é denominada *tendão*; no caso de se estenderem como uma ampla estrutura laminar e delgada, a fixação é denominada *aponeurose*. Um tendão ou aponeurose fixa o músculo ao osso ou cartilagem, à fáscia de outros músculos ou a uma linha de tecido fibroso denominada *rafe*. Placas tendíneas podem se formar no ventre muscular no local onde ele está exposto ao atrito. Isso pode ocorrer, por exemplo, na face profunda do músculo trapézio onde há fricção contra a espinha da escápula.

Septos intermusculares

Em certos casos, uma lâmina de tecido conjuntivo denso conhecida como *septo intermuscular* penetra entre os músculos e serve como outra estrutura para fixação de fibras musculares.

Ossos sesamoides

Se um tendão está sujeito a atrito, um osso sesamoide pode se formar em seu interior, mas isso nem sempre ocorre. O maior osso sesamoide do corpo é a patela. No entanto, ossos sesamoides podem surgir mesmo em tendões não submetidos ao atrito.

Fixações múltiplas

Muitos músculos apresentam apenas duas fixações, uma em cada extremidade. Por outro lado, vários músculos mais complexos

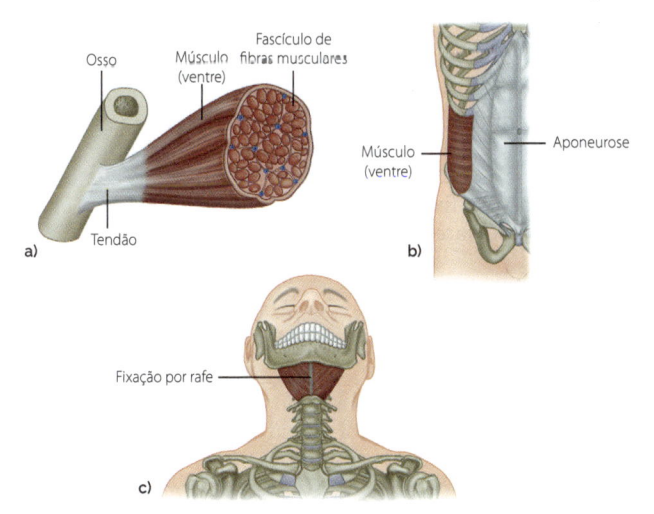

Figura 2.3 (a) Fixação por tendão; (b) fixação por aponeurose; (c) rafe milo-hióidea.

costumam se fixar em diferentes estruturas por suas origens e/ou inserções. Quando essas fixações são distintas, de modo que existam dois ou mais tendões e/ou aponeuroses para se inserirem em diferentes lugares, diz-se que o músculo apresenta duas ou mais cabeças. Por exemplo, o músculo bíceps braquial apresenta duas cabeças em sua origem: uma proveniente do processo coracoide da escápula e outra do tubérculo supraglenoidal. O músculo tríceps braquial possui três cabeças, enquanto o quadríceps femoral, quatro cabeças.

Fibras musculares vermelhas e brancas

Existem três tipos de fibras musculares esqueléticas: (1) fibras vermelhas de contração lenta; (2) fibras brancas de contração rápida; e (3) fibras intermediárias de contração rápida. Em qualquer músculo, sempre há uma mistura desses tipos de fibras musculares, o que lhes proporciona uma diversidade de resistência à fadiga e de velocidades de contração.

1. *Fibras vermelhas de contração lenta*: são células delgadas que se contraem lentamente. A coloração vermelha deve-se ao seu teor de mioglobina, substância semelhante à hemoglobina, que armazena oxigênio e aumenta a taxa de difusão desse gás no interior das fibras musculares. Contanto que o suprimento de oxigênio seja abundante, as fibras vermelhas podem se contrair por longos períodos e, portanto, ser muito resistentes à fadiga. Maratonistas profissionais tendem a apresentar um alto percentual dessas fibras.
2. *Fibras brancas de contração rápida*: são células grandes que se contraem rapidamente. São esbranquiçadas graças ao seu menor teor de mioglobina. Fatigam-se rapidamente por conta da curta duração das reservas de glicogênio que possuem para contração. No entanto, são capazes de gerar contrações muito mais potentes do que as fibras vermelhas, o que lhes permite a execução de movimentos rápidos e potentes por curtos períodos. Velocistas profissionais possuem maior proporção dessas fibras.
3. *Fibras intermediárias de contração rápida*: fibras vermelhas ou rosadas que são intermediárias em tamanho e atividade em relação aos outros dois tipos de fibras citadas.

Vascularização

Em geral, cada músculo recebe um suprimento de sangue arterial que leva nutrientes para seu interior e possui várias veias responsáveis por retirar os resíduos metabólicos liberados pelo músculo para o sangue. Esses vasos sanguíneos geralmente entram/saem pela parte central do músculo, mas também podem fazê-lo por uma das extremidades. No interior do músculo, ramificam-se em um plexo capilar que se distribui ao longo dos septos intermusculares para finalmente penetrar no endomísio que envolve cada fibra muscular. Durante um exercício físico, os capilares se dilatam, o que aumenta o fluxo sanguíneo no músculo em até 800 vezes. Apesar disso, o tendão muscular, por ser composto de um tecido relativamente inativo, possui um suprimento sanguíneo muito menor.

Inervação

O suprimento nervoso para um músculo geralmente entra no mesmo local que o suprimento sanguíneo, constituindo um feixe neurovascular, e, de forma similar aos capilares sanguíneos, ramifica-se através dos septos do tecido conjuntivo no interior do endomísio. Cada fibra muscular esquelética é inervada por uma única terminação nervosa. Isso difere de outros tecidos musculares, que são capazes de se contrair sem qualquer estimulação nervosa.

Em geral, o nervo que penetra no músculo contém proporções similares de fibras nervosas sensitivas e motoras, embora alguns músculos possam receber ramos sensitivos distintos. À medida que a fibra nervosa se aproxima da fibra muscular, ela se divide em vários ramos terminais, denominados coletivamente *placa motora*.

Unidade motora de um músculo esquelético

Uma unidade motora consiste em uma única fibra nervosa motora e as fibras musculares que ela estimula. As unidades motoras variam de tamanho, desde cilindros musculares de 5 a 7 mm de diâmetro no membro superior até 7 a 10 mm de diâmetro no membro inferior. O número médio de fibras musculares em uma unidade é de 150, mas esse número pode variar de menos de dez a várias centenas. Em locais onde ocorrem movimentos finos, como nos músculos do bulbo do olho ou dos dedos, há poucas fibras musculares inervadas por uma única fibra nervosa. Por outro lado, em regiões onde são necessários movimentos mais amplos e potentes, como nos músculos do membro inferior, cada fibra nervosa de uma unidade motora pode inervar várias centenas de fibras musculares.

Em uma única unidade motora, as fibras musculares estão distribuídas por todo o músculo, em vez de estarem agrupadas. Isso significa que a estimulação de uma única unidade motora pode gerar uma contração fraca de todo o músculo.

Os músculos esqueléticos funcionam segundo um "princípio do tudo ou nada". Em outras palavras, grupos de células musculares, ou fascículos, podem se contrair ou não. Conforme a força de contração necessária, certa quantidade de células musculares se contrai completamente, enquanto outras não. Quando é necessário um grande esforço muscular, a maioria das unidades motoras

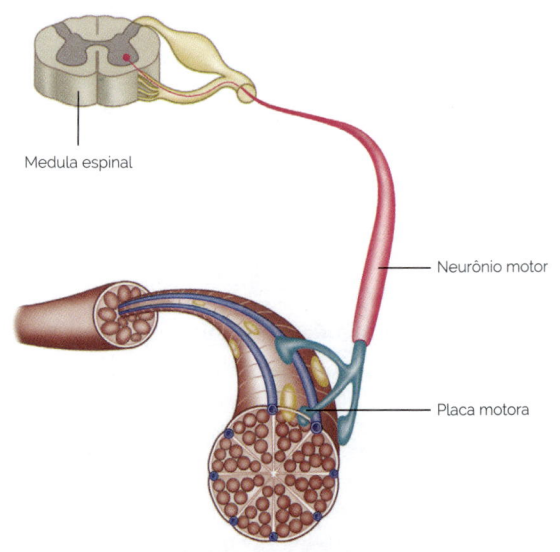

Medula espinal

Neurônio motor

Placa motora

Figura 2.4 Unidade motora de um músculo esquelético.

pode ser estimulada ao mesmo tempo. No entanto, em condições normais, as unidades motoras tendem a trabalhar em revezamento, de modo que durante contrações prolongadas algumas são inibidas enquanto outras se contraem – isso é conhecido como *incrementos graduais de contração (GIC)*.

Reflexos musculares

No interior dos músculos esqueléticos existem dois tipos especializados de receptor nervoso que podem detectar tensão (comprimento ou estiramento): os fusos neuromusculares e os órgãos neurotendíneos (OTG – órgãos tendíneos de Golgi). Os *fusos neuromusculares* se assemelham a um charuto e consistem em minúsculas fibras musculares modificadas, denominadas *fibras intrafusais*, e terminações nervosas, envolvidas por uma bainha de tecido conjuntivo. Essas fibras dispõem-se paralelamente às fibras musculares principais.

Os *OTG* estão localizados sobretudo nas junções dos ventres musculares com seus tendões ou aponeuroses.

Reflexo do estiramento

O *reflexo de estiramento* contribui para o controle da postura ao manter o tônus muscular. Além disso, auxilia na prevenção de

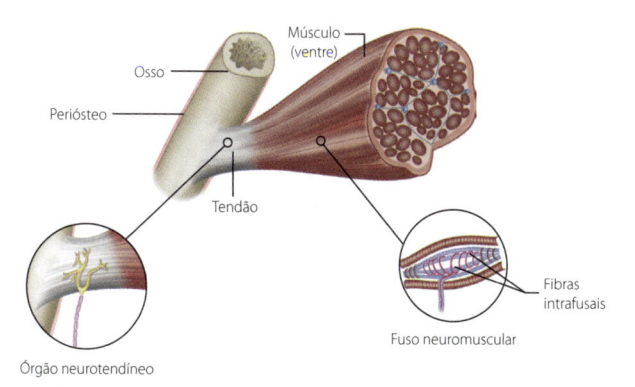

Figura 2.5 Anatomia do fuso neuromuscular e do órgão neurotendíneo.

lesões ao permitir que um músculo responda a um aumento repentino ou inesperado de comprimento. Veja como funciona:

1. Quando um músculo é alongado, os fusos neuromusculares são ativados. Cada fuso envia um impulso nervoso para a medula espinal, informando a velocidade de alongamento.
2. Ao receber esse sinal, a medula espinal imediatamente envia um impulso de volta para as fibras musculares alongadas, o que estimula sua contração para desacelerar o movimento. Esse circuito é conhecido como *arco reflexo*.
3. Ao mesmo tempo, a medula espinal envia outro impulso para o músculo antagonista (que realiza o movimento oposto) ao que está se contraindo, a fim de inibir sua ação e evitar que ele resista à contração do músculo alongado. Esse processo é chamado de *inibição recíproca*.
4. Além do reflexo medular, impulsos nervosos também são retransmitidos da medula ao encéfalo para informar sobre o comprimento e a velocidade de contração do músculo. Um reflexo no encéfalo envia impulsos de volta aos músculos para garantir o tônus muscular adequado para postura e movimento.
5. Enquanto isso, a sensibilidade ao alongamento das minúsculas fibras musculares intrafusais é estabilizada e controlada por fibras nervosas eferentes gama,* provenientes de neurônios motores da medula espinal. Dessa forma, esse arco reflexo gama assegura a uniformidade da contração muscular, que seria irregular se o tônus muscular dependesse apenas do reflexo de estiramento.

O exemplo clínico clássico do reflexo de estiramento empregado na prática clínica é o *reflexo patelar*, em que se percute levemente o ligamento da patela com um pequeno martelo de borracha. Isso desencadeia a seguinte sequência de eventos:

1. O estiramento repentino do ligamento da patela promove o alongamento do músculo quadríceps femoral, ou seja, o leve golpe nesse ligamento gera um estiramento súbito do tendão.

---

* A função dessas fibras nervosas é regular a sensibilidade do fuso e a tensão total no músculo.

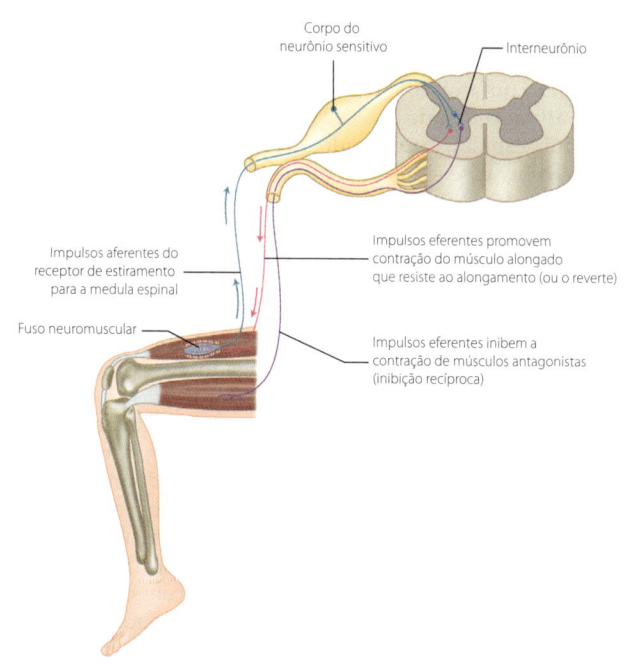

Figura 2.6 Reflexo de estiramento.

2. Esse rápido estiramento é detectado pelos fusos neuromusculares no interior do quadríceps, o que provoca a contração muscular. Isso resulta em um pequeno chute à medida que o joelho é repentinamente retificado, o que alivia a tensão nos fusos neuromusculares.

3. Ao mesmo tempo, impulsos nervosos enviados aos músculos posteriores da coxa – os antagonistas do quadríceps – causam inibição funcional de sua ação.

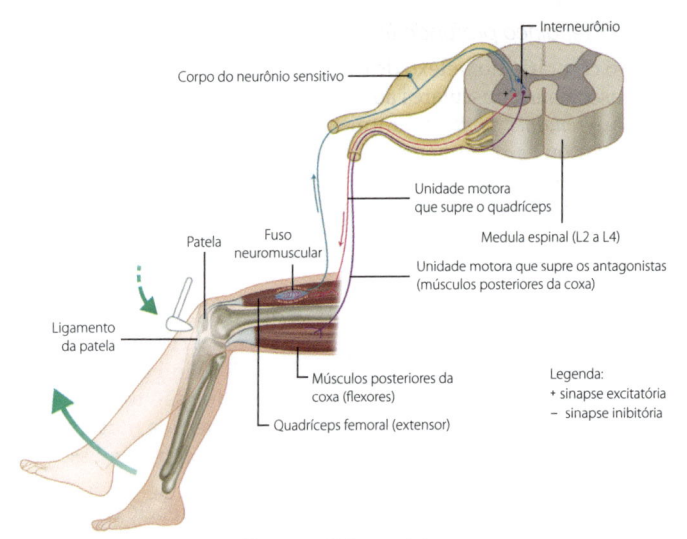

Figura 2.7 Reflexo patelar.

Outro exemplo bem conhecido de reflexo de estiramento ocorre quando uma pessoa sentada adormece: sua cabeça relaxa e pende para a frente para, em seguida, voltar abruptamente para cima, pois os fusos neuromusculares alongados na parte posterior do pescoço ativaram um arco reflexo.

O reflexo de estiramento também atua constantemente para manter o tônus de nossos músculos posturais; em outras palavras, nos permite permanecer em pé sem esforço consciente e sem colapsar para a frente.

A sequência de eventos que impede esse colapso para a frente ocorre em uma fração de segundo, da seguinte maneira:

1. Em pé, naturalmente começamos a nos inclinar para a frente.
2. Isso alonga nossos músculos da panturrilha, o que ativa o reflexo de estiramento.
3. Em consequência disso, os músculos da panturrilha se contraem para nos puxar de volta à posição vertical.

Reflexo tendíneo profundo (inibição autogênica)

Ao contrário do reflexo de estiramento, que envolve a resposta dos fusos neuromusculares ao alongamento das fibras musculares, o *reflexo tendíneo profundo* implica a reação dos OTG à contração muscular ou a um aumento indevido de tensão. Portanto, o reflexo tendíneo profundo provoca o efeito oposto ao do reflexo de estiramento. Veja como funciona:

1. Quando um músculo (ventre) se contrai, ele traciona os tendões nas duas extremidades.
2. A tensão no tendão ativa os OTG, que enviam impulsos para a medula espinal e parte deles segue para o cerebelo.
3. Ao chegar à medula espinal, os impulsos inibem os nervos motores do músculo contraído, o que reduz seu tônus.
4. Ao mesmo tempo, ocorre ativação dos nervos motores que inervam o músculo antagonista, fazendo-o contrair. Esse processo é denominado *ativação recíproca*.
5. Enquanto isso, a informação que chega ao cerebelo é processada e enviada de volta para ajudar a reajustar a tensão muscular.

O reflexo tendíneo profundo tem uma função protetora na medida em que impede que o músculo se contraia com tanta força a ponto de arrancar sua fixação no osso. Por isso, é importante sobretudo em atividades com rápida alternância entre flexão e extensão, como correr.

Observe, entretanto, que durante os movimentos normais do dia a dia, a tensão muscular não é suficiente para ativar os OTG e gerar o reflexo. Por outro lado, o limiar do reflexo de estiramento dos fusos neuromusculares é bem menor, pois precisa manter constantemente o tônus necessário nos músculos posturais para manter o corpo ereto.

Contrações isométricas e isotônicas

Ao receber estímulo, um músculo se contrai na tentativa de aproximar suas extremidades, mas nem sempre isso resulta em encurtamento muscular. Quando a contração de um músculo não

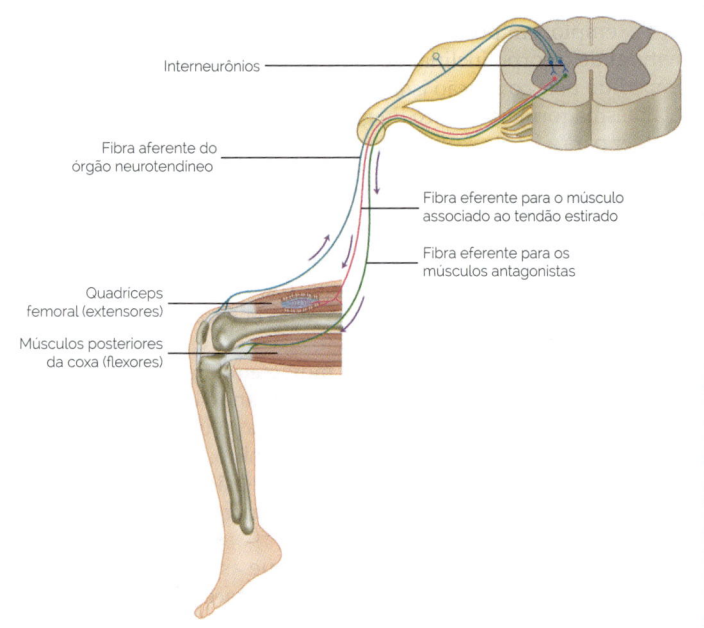

Interneurônios

Fibra aferente do órgão neurotendineo

Fibra eferente para o músculo associado ao tendão estirado

Fibra eferente para os músculos antagonistas

Quadriceps femoral (extensores)

Músculos posteriores da coxa (flexores)

Figura 2.8 Reflexo tendineo profundo.

produz movimento, é denominada *isométrica*. Se houver movimento, é chamada de *isotônica*.

Contração isométrica

Quando um músculo sofre contração *isométrica*, sua tensão aumenta, mas o seu comprimento permanece o mesmo. Em outras palavras, embora o músculo se contraia, a articulação em que ele atua não se move. Imagine segurar um objeto pesado na mão com o cotovelo fixo e flexionado 90°. Outro exemplo é tentar levantar algo muito pesado sem conseguir movê-lo.

Além disso, observe que alguns músculos posturais trabalham sobretudo de forma isométrica por meio de reflexos automáticos.

Por exemplo, em posição ortostática (em pé), há uma tendência natural de o corpo inclinar-se para a frente no tornozelo, o que é impedido pela contração isométrica dos músculos da panturrilha. Da mesma forma, o centro de gravidade do crânio faria a cabeça pender para a frente se os músculos da região posterior do pescoço não se contraíssem de maneira isométrica a fim de mantê-la centralizada.

Contração isotônica

Contrações isotônicas permitem que o corpo se movimente. São divididas em dois tipos: concêntrica e excêntrica.

Nas contrações *concêntricas*, as fixações musculares se aproximam umas das outras, o que gera movimento na articulação. No exemplo de segurar um objeto na mão, quando o músculo bíceps braquial se contrai de forma concêntrica, a articulação do cotovelo flexiona e a mão se move em direção ao ombro. Da mesma forma, ao olharmos para o teto, os músculos na região posterior do pescoço devem se contrair de forma concêntrica a fim de inclinar a cabeça para trás e estender o pescoço.

Contração *excêntrica* é aquela em que as fibras musculares "cedem" de maneira controlada a fim de desacelerar movimentos nos quais a gravidade, se não controlada, os tornaria muito rápidos, como, por exemplo, ao segurar um objeto com a mão e abaixá-lo

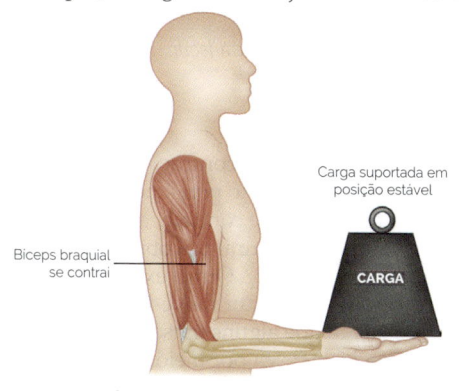

Carga suportada em posição estável

CARGA

Biceps braquial se contrai

Figura 2.9 Contração isométrica.

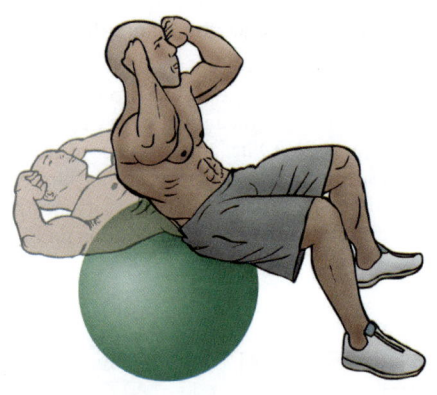

Figura 2.10 Contração concêntrica dos músculos abdominais para levantar o tronco.

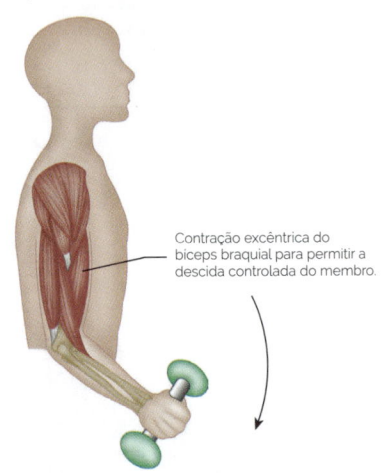

Contração excêntrica do biceps braquial para permitir a descida controlada do membro.

Figura 2.11 Contração isotônica excêntrica.

até o lado do corpo. Outro exemplo comum é sentar-se em uma cadeira. Portanto, a diferença entre contração concêntrica e excêntrica é que na primeira o músculo se encurta, enquanto na segunda ele de fato se alonga.

Forma dos músculos (arranjo dos fascículos)

Os músculos apresentam uma variedade de formas de acordo com o arranjo de seus fascículos. A razão para essa variação é proporcionar eficiência mecânica ideal para um músculo em relação à sua posição e ação. O arranjo mais comum de fascículos determina formas musculares descritas como paralelas, penadas, em leque e orbiculares, e cada uma dessas formas apresenta subcategorias. As diferentes formas são ilustradas na Figura 2.12.

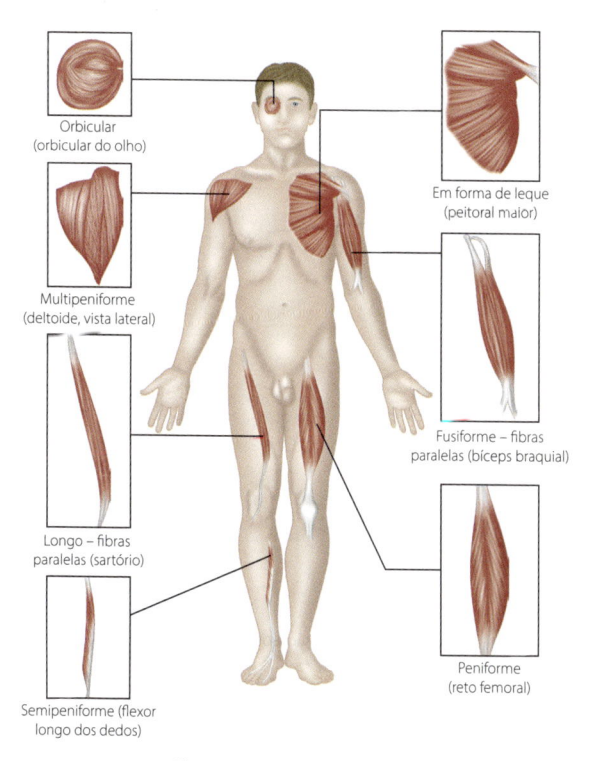

Orbicular
(orbicular do olho)

Multipeniforme
(deltoide, vista lateral)

Longo – fibras
paralelas (sartório)

Semipeniforme (flexor
longo dos dedos)

Em forma de leque
(peitoral maior)

Fusiforme – fibras
paralelas (bíceps braquial)

Peniforme
(reto femoral)

Figura 2.12 Formas musculares.

Paralelos

Nesse arranjo, os fascículos estão dispostos de modo paralelo ao longo eixo do músculo. Se os fascículos se estendem por todo o comprimento do músculo, é conhecido como músculo *longo* (em forma de fita), como, por exemplo, o sartório. Se tiver um ventre expandido e tendões em ambas as extremidades, é classificado como *músculo fusiforme* (p. ex., o bíceps braquial). Uma variação desse tipo apresenta um ventre carnoso em cada extremidade, com um tendão intermédio, como no músculo digástrico.

Penados

Esses músculos recebem essa denominação porque seus curtos fascículos se fixam obliquamente no tendão, semelhante à estrutura de uma pena. Quando o tendão se desenvolve em um lado do músculo, é denominado *semipeniforme* – um exemplo é o flexor longo dos dedos na perna. Se o tendão está no meio e as fibras se fixam obliquamente em ambos os lados, é chamado de *peniforme*; o músculo reto femoral é um bom exemplo. No caso de haver numerosas intrusões tendíneas no músculo, em que as fibras se fixam obliquamente em várias direções (assemelhando-se a várias penas dispostas lado a lado), o músculo é denominado *multipeniforme*; o melhor exemplo é o músculo deltoide.

Em forma de leque

Músculos de origem ampla com fascículos que convergem para um único tendão, o que confere ao músculo uma forma triangular, são denominados músculos *em forma de leque*. O melhor exemplo é o músculo peitoral maior.

Orbiculares

Quando os fascículos musculares estão dispostos em anéis concêntricos, o músculo é denominado *orbicular*. Todos os esfíncteres musculares esqueléticos no corpo são desse tipo; eles circundam orifícios, que são fechados quando eles se contraem. Um exemplo é o músculo orbicular do olho.

Amplitude de movimento versus *força*

Quando um músculo se contrai, ele pode encurtar até 70%. Portanto, quanto mais longas são as fibras, maior a amplitude de movimento. Por outro lado, a força de um músculo depende do número total de fibras musculares que ele contém, e não do comprimento das fibras. Sendo assim:

1. Músculos longos com fibras paralelas geram a maior amplitude de movimento, mas geralmente não são muito potentes.
2. Músculos penados (em particular os multipeniformes) incluem a maior quantidade de fibras. Tais músculos encurtam menos do que os músculos longos, mas tendem a ser muito mais potentes.

Características funcionais de um músculo esquelético

Com base no que foi abordado sobre os músculos até agora, podemos formular uma lista de características funcionais do músculo esquelético.

Excitabilidade

Excitabilidade é a capacidade de receber e responder a um estímulo. Quando um impulso nervoso do encéfalo chega a um músculo, ocorre a liberação de uma substância química denominada *acetilcolina*. Essa substância produz alteração do equilíbrio elétrico na fibra muscular, o que gera uma corrente elétrica conhecida como *potencial de ação*. Esse potencial conduz a corrente elétrica de uma extremidade da célula muscular à outra e resulta na contração da célula ou fibra muscular (lembre-se de que uma célula muscular corresponde a uma fibra muscular).

Contratilidade

Contratilidade é a capacidade de um músculo encurtar-se de maneira vigorosa quando estimulado. Os músculos só podem se contrair por si próprios; em geral, eles não se alongam além do seu comprimento normal de repouso (ver "Tônus" a seguir), exceto por meio de algum recurso externo (ou seja, manualmente). Em outras palavras, os músculos só podem aproximar suas extremidades (contrair-se), mas não são capazes de afastá-las.

Extensibilidade

Extensibilidade é a capacidade de um músculo ser estendido, de retornar ao seu comprimento de repouso (estado de semicontração) ou ligeiramente além deste. Por exemplo, em posição ortostática, ao inclinar o corpo para a frente nos quadris os músculos do dorso, como o eretor da espinha, se alongam de forma excêntrica (ver p. 131) para abaixar o tronco, "cedendo" ligeiramente além de seu comprimento normal de repouso. Desse modo, esses músculos são de fato "alongados".

Elasticidade

Elasticidade descreve a capacidade de uma fibra muscular recuar depois de ser alongada e, portanto, assumir seu comprimento de repouso ao relaxar-se. No músculo como um todo, o efeito elástico é complementado pelas importantes propriedades elásticas das bainhas de tecido conjuntivo (endomísio e epimísio). Os tendões também contribuem com algumas propriedades elásticas. Um exemplo desse efeito elástico de recuo pode ser observado ao se retornar de uma inclinação para a frente nos quadris, conforme descrito. No início, não há contração muscular; em vez disso, o movimento ascendente do tronco começa simplesmente pelo recuo elástico dos músculos do dorso, após o qual a contração desses músculos completa o movimento.

Tônus

Tônus, ou *tono muscular*, é o termo utilizado para descrever o estado de ligeira contração apresentado pelos músculos durante o estado de repouso. O tônus muscular não produz movimentos ativos, mas mantém os músculos firmes, saudáveis e prontos para responder à estimulação. Os músculos esqueléticos ajudam a estabilizar e manter a postura por meio do seu tônus. *Músculos hipertônicos* são aqueles que se apresentam hipercontraídos em seu estado "normal" de repouso.

Funções gerais dos músculos esqueléticos

- **Proporcionar movimento:** os músculos esqueléticos são responsáveis por toda a locomoção e manipulação, além de possibilitar respostas rápidas.
- **Manter a postura:** os músculos esqueléticos mantêm a postura ereta contra a ação da gravidade.
- **Estabilizar articulações:** os músculos esqueléticos e seus tendões estabilizam as articulações.
- **Gerar calor:** os músculos esqueléticos (assim como os músculos lisos e cardíacos) geram calor, o que é importante para manter uma temperatura corporal normal.

Mecânica musculoesquelética

Origens e inserções

Na maior parte dos movimentos, uma das extremidades de um músculo permanece relativamente fixa enquanto a outra se move. A extremidade mais estável é denominada *origem* do músculo, enquanto a outra é chamada de *inserção*. Por exemplo, ao fechar um portão, pode-se considerar que a mola apresenta sua origem na coluna do portão e sua inserção no próprio portão.

No corpo humano, entretanto, a disposição dos pontos (extremidades) fixos e móveis dos músculos raramente é tão bem definida. Isso porque, dependendo da atividade realizada, essas extremidades podem inverter suas funções. Por exemplo, os músculos que conectam o membro superior ao tórax em geral movimentam o braço em relação ao tronco, o que significa que suas origens estão no tronco e suas inserções no membro superior. Durante a escalada, por sua vez, os braços estão fixos, enquanto o tronco se movimenta ao ser puxado em direção a eles. Nesse tipo de situação, em que a inserção está fixa e a origem móvel, o músculo realiza uma *ação reversa*. Como há diversas situações em que os músculos trabalham por ação reversa, às vezes é menos confuso simplesmente falar em pontos de fixação, sem se referir a origem e inserção.

Na prática, o ponto de fixação muscular mais proximal (mais próximo do tronco ou diretamente nele) em geral é denominado *origem*, enquanto o ponto de fixação mais distal (mais afastado do tronco ou da raiz de um membro) é denominado *inserção*.

Ação muscular conjunta

Os músculos trabalham juntos ou em oposição a fim de realizar os mais diversos movimentos. Desse modo, qualquer ação que um músculo possa realizar, há outro músculo capaz de reverter essa ação. Os músculos também podem ser necessários para proporcionar suporte ou estabilidade adicionais a fim de permitir que certos movimentos ocorram em outras partes do corpo.

Os músculos são classificados em quatro grupos funcionais:

- Agonista ou motor primário
- Antagonista
- Sinergista
- Fixador

Agonista ou motor primário

O *agonista* (também chamado de *motor primário*) é um músculo que se contrai para produzir um movimento específico. Um exem-

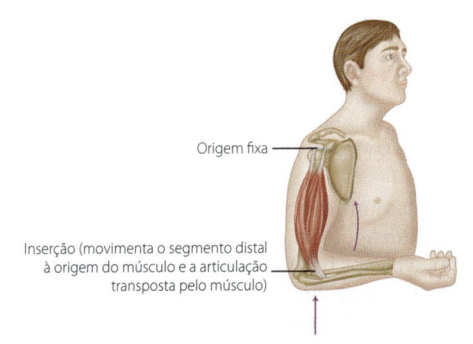

Origem fixa

Inserção (movimenta o segmento distal à origem do músculo e a articulação transposta pelo músculo)

Figura 2.13 Músculo trabalhando com origem fixa e inserção móvel.

plo é o músculo bíceps braquial, que é o agonista na flexão do cotovelo. Outros músculos podem auxiliar o agonista na execução do mesmo movimento, embora com menor efeito: esses músculos são denominados *assistentes* ou *motores secundários*. Por exemplo, o braquial auxilia o bíceps braquial na flexão do cotovelo, sendo, portanto, um motor secundário.

Antagonista

O músculo que, em uma articulação, se situa no lado oposto ao do agonista e que deve relaxar para permitir que o agonista se contraia, é denominado *antagonista*. Por exemplo, quando o bíceps braquial na região anterior do braço se contrai para flexionar o cotovelo, o tríceps braquial na região posterior do braço deve relaxar para permitir que esse movimento ocorra. Quando o movimento é reverso (ou seja, na extensão do cotovelo), o tríceps braquial se torna o agonista e o bíceps braquial assume o papel de antagonista.

Sinergista

Os *sinergistas* impedem quaisquer movimentos indesejados que possam ocorrer à medida que o agonista se contrai. Isso é importante sobretudo quando um agonista cruza duas articulações, pois quando se contrai, ele produz movimento em ambas as articulações, a menos que outros músculos atuem para estabilizar uma delas. Por exemplo, os músculos que flexionam os dedos não cruzam somente as articulações dos dedos, mas também a articulação do punho (radiocarpal), podendo ocasionar movimento em ambas as articulações. No entanto, como outros músculos atuam de modo sinérgico para estabilizar a articulação do punho, é possível flexionar os dedos ao fechar a mão sem flexionar o punho ao mesmo tempo.

Os sinergistas também atuam para eliminar movimentos indesejados já que um agonista pode desempenhar mais de uma ação. Por exemplo, o bíceps braquial pode flexionar o cotovelo, mas, de acordo com sua linha de tração, também é capaz de supinar o antebraço (girar o antebraço, como ao apertar um parafuso). Se a flexão precisa ocorrer sem supinação, outros músculos devem se contrair para evitar essa supinação. Nesse contexto, alguns sinergistas são denominados *neutralizadores*.

Fixador

Um sinergista é especificamente denominado *fixador* ou *estabilizador* quando imobiliza o osso do qual o agonista se origina e, dessa forma, proporciona uma base estável para a ação deste último. Os músculos que estabilizam (fixam) a escápula durante movimentos do membro superior são bons exemplos. O abdominal completo (*sit-up*) é outro bom exemplo. Os músculos abdominais se fixam tanto na caixa torácica como na pelve; quando se contraem para flexionar o tronco ao executar o *sit-up*, os flexores do quadril se contraem de modo sinérgico como fixadores a fim de evitar que os músculos abdominais inclinem a pelve e, dessa forma, permitem que o tronco se curve para a frente enquanto a pelve permanece estável.

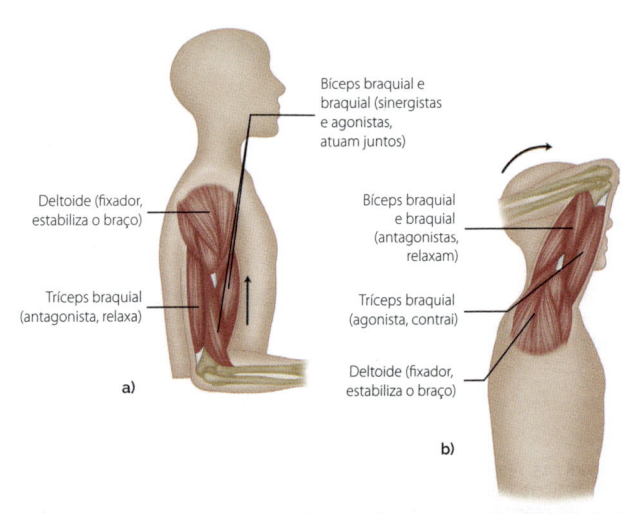

Figura 2.14 Ação muscular conjunta: (a) flexão do braço no cotovelo; (b) extensão do braço no cotovelo (mostrando ações reversas entre agonista e antagonista).

Alavanca

Na biomecânica clássica, os ossos, articulações e músculos do corpo formam um sistema de alavancas para otimizar a força, amplitude e velocidade relativas necessárias para qualquer movimento. As articulações atuam como fulcros, os músculos aplicam a força e os ossos suportam o peso da parte do corpo a ser movimentada.

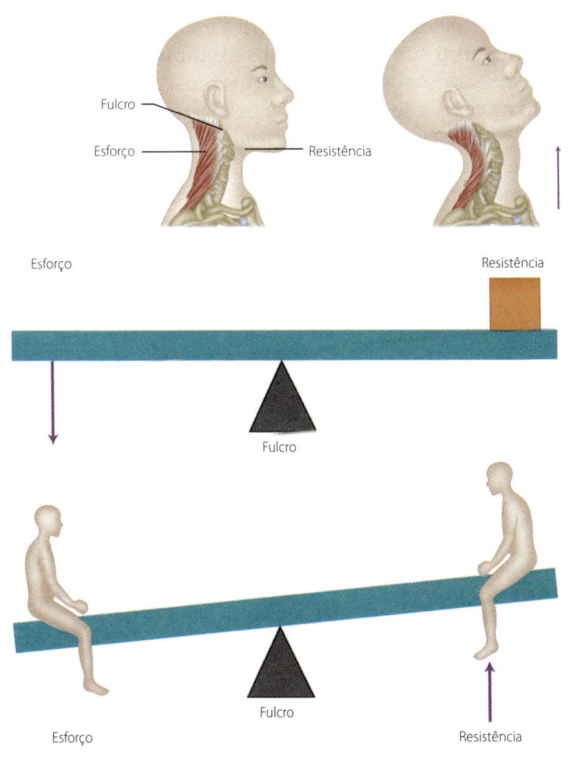

Figura 2.15 Alavanca de primeira classe: a posição relativa dos componentes é resistência-fulcro-esforço. Uma gangorra e uma tesoura são alguns exemplos. No corpo humano, um exemplo é a capacidade de estender a cabeça e o pescoço: nesse caso, as estruturas faciais constituem a resistência, a articulação atlantoccipital funciona como fulcro, e os músculos posteriores do pescoço realizam o esforço.

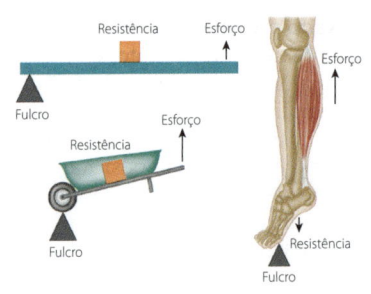

Figura 2.16 Alavanca de segunda classe: a posição relativa dos componentes é fulcro--resistência-esforço. O melhor exemplo é o carrinho de mão. No corpo humano, um exemplo é a capacidade de levantar os calcanhares do solo em posição ortostática: nesse caso, o antepé atua como fulcro, o peso do corpo representa a resistência, e os músculos da panturrilha realizam o esforço. Em alavancas de segunda classe, a velocidade e amplitude de movimento são sacrificadas em favor da força.

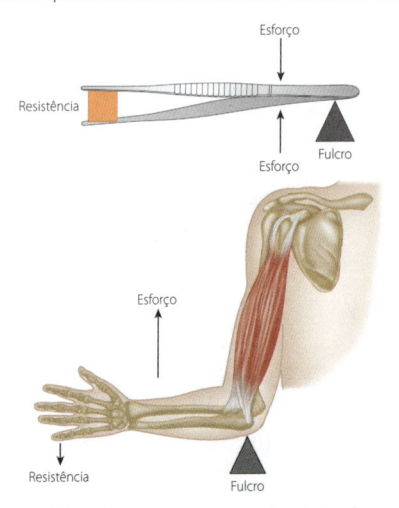

Figura 2.17 Alavanca de terceira classe: a posição relativa dos componentes é resistência-esforço-fulcro. Uma pinça é um bom exemplo. No corpo humano, a maior parte dos músculos esqueléticos atua dessa maneira. Um exemplo é a flexão do cotovelo: nesse caso, um objeto segurado pela mão é a resistência, o bíceps braquial realiza o esforço e a articulação do cotovelo é o fulcro. Em alavancas de terceira classe, a força é sacrificada em favor da velocidade e da amplitude de movimento.

Um músculo fixado próximo ao fulcro é mais fraco do que se estivesse mais distante dele. No entanto, ele é capaz de produzir um movimento de maior amplitude e velocidade, pois o comprimento da alavanca amplifica a distância percorrida por sua fixação móvel. A Figura 2.18 ilustra esse princípio em relação aos adutores da articulação do quadril. O músculo posicionado para movimentar a carga maior (nesse caso, o adutor longo) apresenta uma *vantagem mecânica*. O músculo fixado próximo ao fulcro atua em *desvantagem mecânica* e tem ação mais fraca.

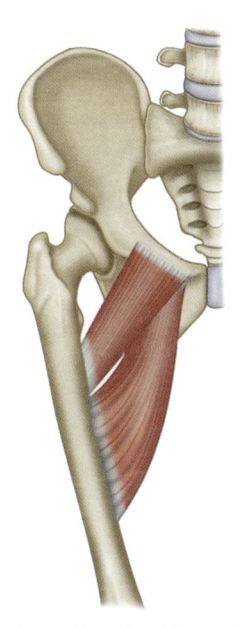

Figura 2.18 O músculo pectíneo se fixa mais próximo ao eixo de movimento do que o adutor longo. Portanto, o pectíneo é o adutor mais fraco do quadril, todavia é capaz de produzir um movimento maior do membro inferior por centímetro de contração.

Capítulo 3

Músculos do couro cabeludo e da face

Os músculos da face se destacam entre os músculos do corpo, pois, ao contrário da maioria, que conecta os ossos entre si, eles geralmente conectam os ossos à pele. Responsáveis pelas mais diversas funções, esses músculos realizam movimentos da cabeça e do pescoço, mastigação e deglutição, fala, expressões faciais e movimentos dos olhos. Essa multiplicidade de movimentos exige ajustes precisos, ágeis e delicados, únicos em todo o corpo humano.

Dois grupos musculares principais desempenham papéis essenciais: os músculos da mastigação e os músculos da expressão facial.

Músculos da mastigação

Os músculos da mastigação incluem o masseter, o temporal e os pterigóideos. Esses músculos trabalham para elevar a mandíbula em relação ao restante do crânio e, dessa forma, fechar a boca para morder, mastigar e falar.

Músculos da expressão facial

Os músculos da expressão facial são bem superficiais e assim possibilitam o movimento da pele e da fáscia superficial em várias direções. Existem dois grupos de músculos da expressão facial principais: aqueles dispostos ao redor do olho e ao redor da boca.

Diversos outros músculos, localizados no couro cabeludo e na face, colaboram na expressão facial, incluindo o occipitofrontal (do couro cabeludo), os músculos do nariz e os músculos da parte externa da orelha.

Por fim, os **músculos do couro cabeludo** compreendem o **occipitofrontal** e o **temporoparietal**. O primeiro desempenha um papel importante na expressão facial, como levantar os supercílios, e o último em tensionar o couro cabeludo e levantar as orelhas.

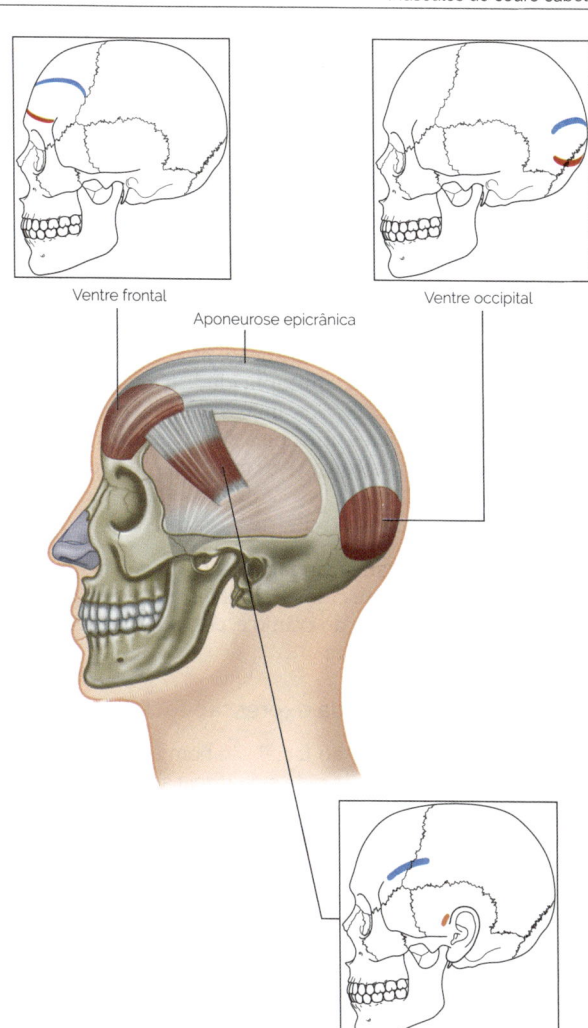

Ventre frontal

Aponeurose epicrânica

Ventre occipital

Temporoparietal

Occipitofrontal

Do latim, *frons*, fronte, frente da cabeça; e *occiput*, parte de trás da cabeça.

Origem

Ventre frontal
Pele dos supercílios.
Ventre occipital
Dois terços laterais da linha nucal suprema do osso occipital.
Processo mastoide do osso temporal.

Inserção

Aponeurose epicrânica.

Inervação

Nervo facial (VII) – ramos auricular posterior e temporais.

Irrigação

Ventre frontal
Ramos supraorbital e supratroclear da artéria oftálmica (da artéria carótida interna)
Ventre occipital
Artéria occipital (da artéria carótida externa).

Ação

Ventre frontal
Levanta os supercílios e ocasiona pregas horizontais na fronte.
Ventre occipital
Traciona o couro cabeludo em sentido posterior.

Temporoparietal

Do latim, *tempus*, têmpora; e *parietalis*, relacionado às paredes de uma cavidade.

Origem

Fáscia superior à orelha.

Inserção

Margem lateral da aponeurose epicrânica.

Inervação

Nervo facial (VII) – ramos temporais.

Irrigação

Artérias temporal superficial e auricular posterior via artéria carótida externa (da artéria carótida comum).

Ação

Tensiona o couro cabeludo. Eleva as orelhas.

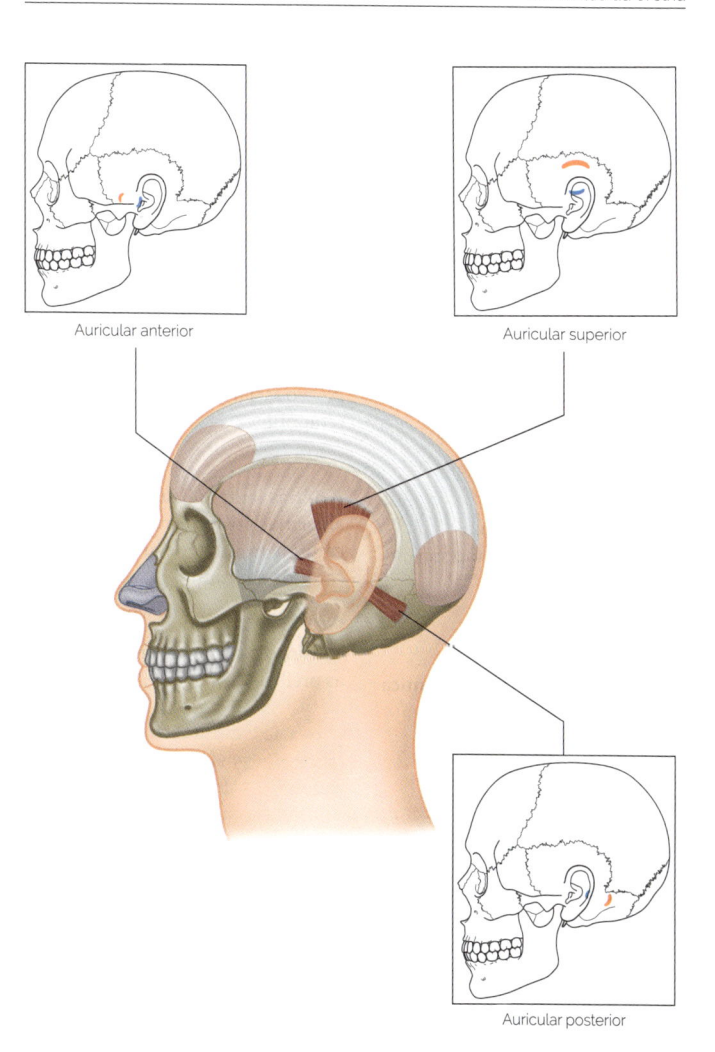

Auricular anterior

Auricular superior

Auricular posterior

Auricular superior

Do latim, *auricularis*, relacionado à orelha; e *superior*, acima.

Origem

Fáscia na região temporal superior à orelha.

Inserção

Parte superior da orelha.

Inervação

Nervo facial (VII) – ramos temporais.

Irrigação

Artérias temporal superficial e auricular posterior via artéria carótida externa (da artéria carótida comum).

Ação

Eleva a orelha.

Auricular anterior

Do latim, *auricularis*, relacionado à orelha; e *anterior*, na frente.

Origem

Parte anterior da fáscia temporal.

Inserção

Na hélice da orelha.

Inervação

Nervo facial (VII) – ramos temporais.

Irrigação

Artérias temporal superficial e auricular posterior via artéria carótida externa (da artéria carótida comum).

Ação

Traciona a orelha em sentido superior e anterior.

Auricular posterior

Do latim, *auricularis*, relacionado à orelha; e *posterior*, atrás.

Origem

Processo mastoide do osso temporal.

Inserção

Parte posterior da orelha.

Inervação

Nervo facial (VII) – ramo auricular posterior.

Irrigação

Artérias temporal superficial e auricular posterior via artéria carótida externa (da artéria carótida comum).

Ação

Traciona a orelha em sentido posterior e superior.

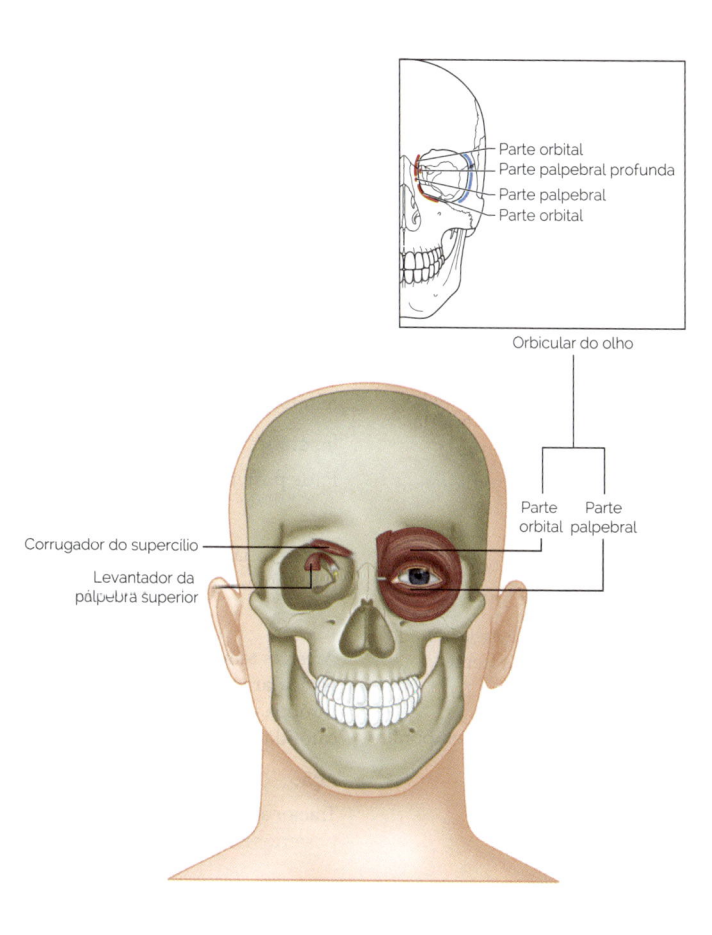

Parte orbital
Parte palpebral profunda
Parte palpebral
Parte orbital

Orbicular do olho

Parte orbital   Parte palpebral

Corrugador do supercílio

Levantador da pálpebra superior

Orbicular do olho

Do latim, *orbiculus*, pequeno disco circular; e *oculus*, olho.

Origem

Parte orbital
Osso frontal. Processo frontal da maxila. Ligamento palpebral medial.
Parte palpebral
Ligamento palpebral medial.
Parte palpebral profunda
Osso lacrimal.

Inserção

Parte orbital
Ao redor da órbita, retornando à origem.
Parte palpebral
Comissura lateral das pálpebras.
Parte palpebral profunda
Comissura lateral das pálpebras.

Inervação

Nervo facial (VII) – ramos temporais e zigomáticos.

Irrigação

Partes orbital e palpebral
Fibras superiores
Ramos supraorbital e supratroclear da artéria oftálmica (da artéria carótida interna)

Fibras inferiores
Ramo infraorbital da artéria maxilar e ramo angular da artéria facial (da artéria carótida externa).

Parte palpebral profunda
Ramo infraorbital da artéria maxilar e ramo angular da artéria facial (da artéria carótida externa).

Ação

Parte orbital
Fecha forçadamente a rima (abertura) das pálpebras ("aperta" os olhos com firmeza).
Parte palpebral
Fecha suavemente a rima das pálpebras (proporciona ação involuntária, como ao piscar).
Parte palpebral profunda
Dilata o saco lacrimal e aproxima os canalículos lacrimais da superfície do olho.

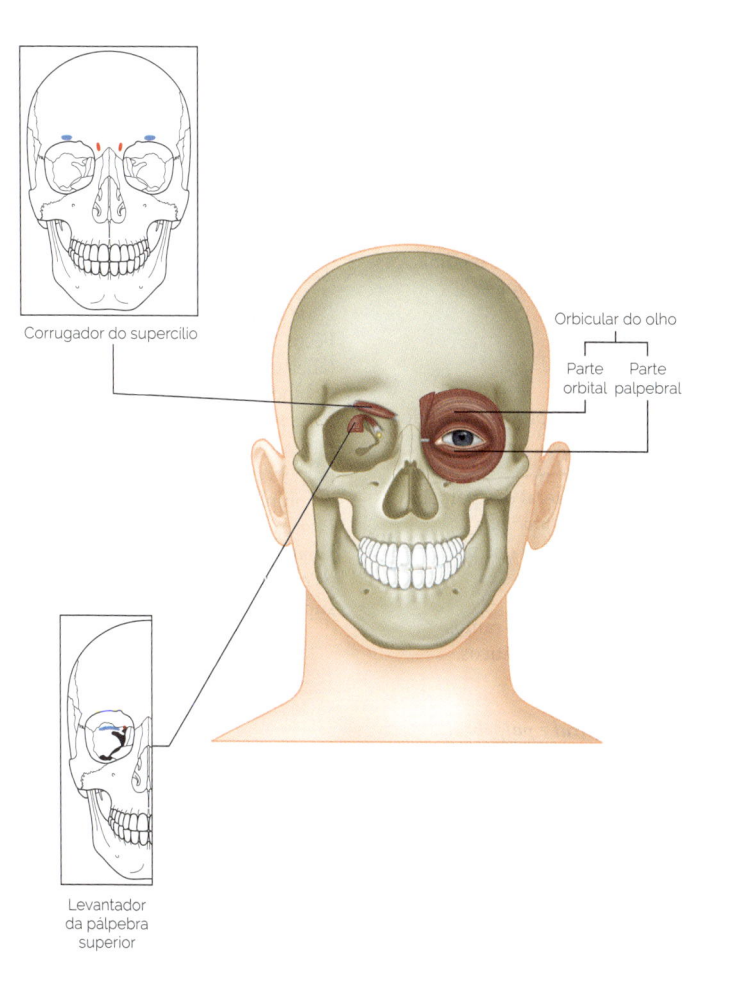

Corrugador do supercílio

Orbicular do olho

Parte orbital

Parte palpebral

Levantador da pálpebra superior

Levantador da pálpebra superior

Do latim, *levare*, levantar; *palpebrae*, da pálpebra; e *superioris*, de cima.

Origem

Ápice da órbita (asa menor do osso esfenoide).

Inserção

Pele da pálpebra superior.

Inervação

Nervo oculomotor (III) – ramo superior.

Irrigação

Artéria oftálmica (da artéria carótida interna).

Ação

Levanta a pálpebra superior.

Corrugador do supercílio

Do latim, *corrugare*, enrugar; e *supercilii*, do supercílio ou sobrancelha.

Origem

Extremidade medial do arco superciliar do osso frontal.

Inserção

Face profunda da pele sob a metade medial do supercílio.

Inervação

Nervo facial (VII) – ramos temporais.

Irrigação

Ramo supraorbital da artéria oftálmica (da artéria carótida interna).

Ação

Aproxima os supercílios à medida que os traciona em sentido medial e inferior, o que ocasiona pregas verticais na fronte.

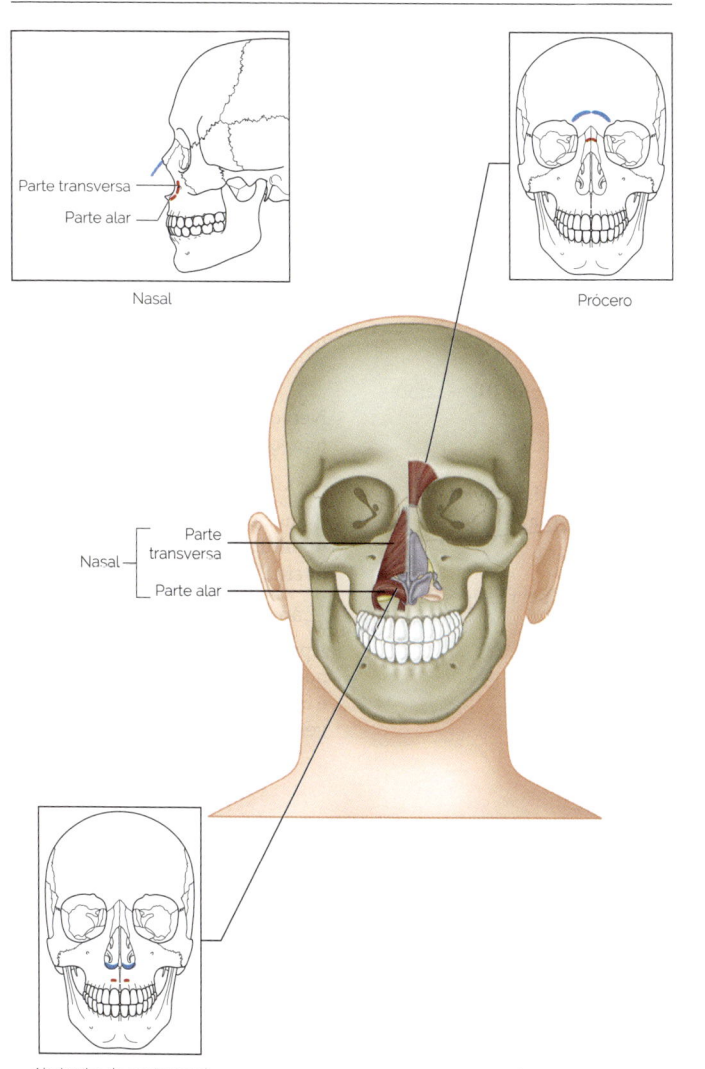

Parte transversa
Parte alar

Nasal

Prócero

Nasal
Parte transversa
Parte alar

Abaixador do septo nasal

Prócero

Do latim, *procerus*, longo, alto.

Origem

Fáscia sobre o osso nasal. Parte superior do processo lateral da cartilagem do septo nasal.

Inserção

Pele entre os supercílios.

Inervação

Nervo facial (VII) – ramos temporais.

Irrigação

Ramo supratroclear da artéria oftálmica (da artéria carótida interna).

Ação

Ocasiona pregas transversais sobre a raiz do nariz. Traciona inferiormente a parte medial dos supercílios.

Nasal

Do latim, *nasus*, nariz.

Origem

Parte transversa
Maxila imediatamente lateral ao nariz.
Parte alar
Maxila sobre o incisivo lateral.

Inserção

Parte transversa
Une-se ao músculo do lado oposto sobre o dorso do nariz.
Parte alar
Cartilagem alar do nariz.

Inervação

Nervo facial (VII) – ramos bucais.

Irrigação

Ramo labial superior da artéria facial (da artéria carótida externa).

Ação

Parte transversa
Comprime a narina.
Parte alar
Traciona a cartilagem no sentido inferior e lateral, de modo a abrir a narina.

Abaixador do septo nasal

Do latim, *deprimere*, pressionar para baixo; e *septum*, divisão, partição; *nasi*, do nariz.

Origem

Maxila, superiormente ao incisivo medial.

Inserção

Septo nasal e asa do nariz.

Inervação

Nervo facial (VII) – ramos bucais.

Irrigação

Ramo labial superior da artéria facial (da artéria carótida externa).

Ação

Traciona inferiormente o nariz, de modo a auxiliar o nasal na abertura das narinas.

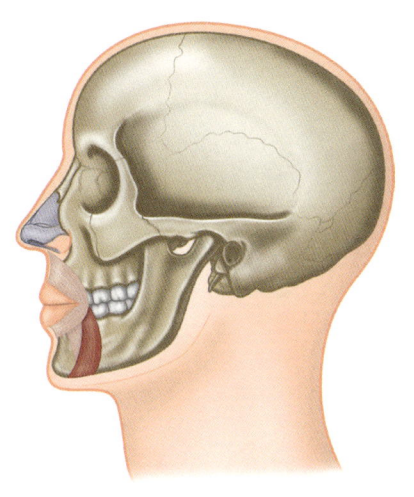

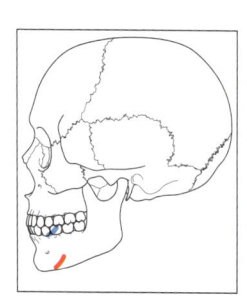

Abaixador do ângulo da boca

Do latim, *deprimere*, pressionar para baixo; *anguli*, do canto; e *oris*, boca.

Origem

Linha oblíqua da mandíbula.

Inserção

Pele do ângulo da boca.

Inervação

Nervo facial (VII) – ramos marginal da mandíbula e bucais.

Irrigação

Ramos labial inferior e submentual da artéria facial (da artéria carótida externa).

Ação

Traciona o ângulo da boca no sentido inferior e lateral.

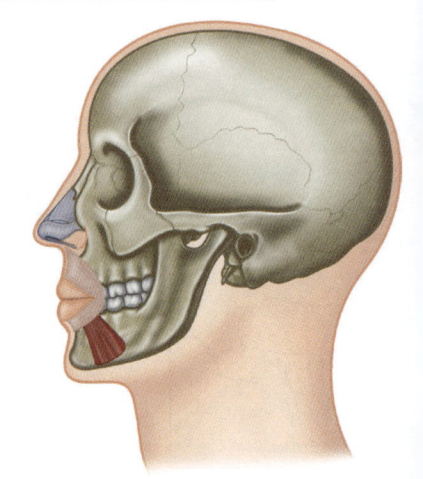

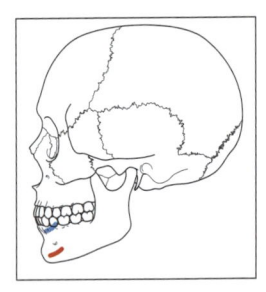

Abaixador do lábio inferior

Do latim, *deprimere*, pressionar para baixo; *labii*, do lábio; e *inferioris*, de baixo.

Origem

Parte anterior da linha oblíqua da mandíbula.

Inserção

Pele do lábio inferior.

Inervação

Nervo facial (VII) – ramo marginal da mandíbula.

Irrigação

Ramos labial inferior e submentual da artéria facial (da artéria carótida externa).

Ação

Traciona o lábio inferior no sentido inferior e lateral.

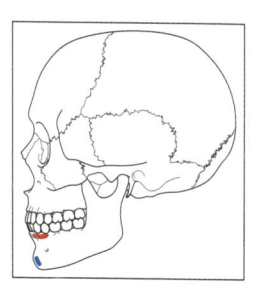

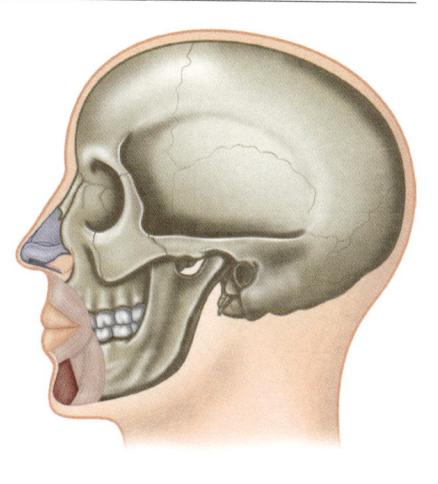

Mentual

Do latim, *mentum*, queixo, mento.

Origem

Mandíbula, inferiormente aos incisivos.

Inserção

Pele do mento.

Inervação

Nervo facial (VII) – ramo marginal da mandíbula.

Irrigação

Ramos labial inferior e submentual da artéria facial (da artéria carótida externa).

Ação

Protrai o lábio inferior e traciona a pele do mento (ocasionando pregas).

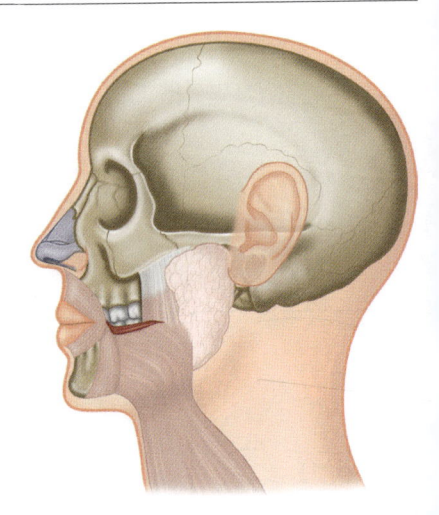

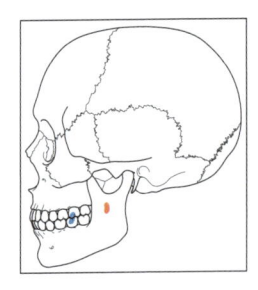

Risório

Do latim, *risus*, riso.

Origem
Fáscia sobre o músculo masseter.

Inserção
Pele do ângulo da boca.

Inervação
Nervo facial (VII) – ramos bucais.

Irrigação
Artéria facial transversa e artéria facial (da artéria carótida externa).

Ação
Retrai o ângulo da boca.

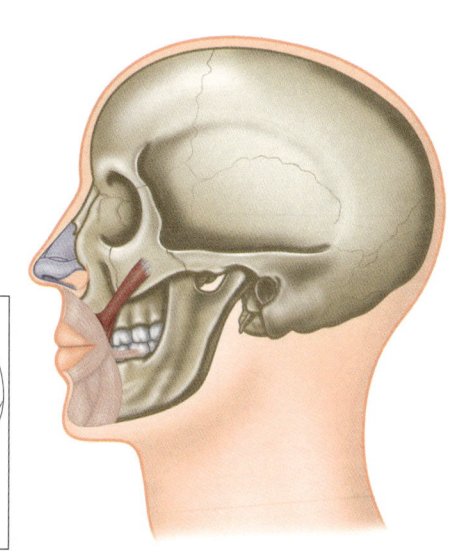

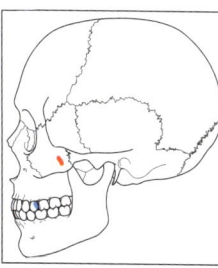

Zigomático maior

Do grego, *zygoma*, barra, ferrolho; e do latim, *major*, grande.

Origem

Parte posterior da face lateral do osso zigomático.

Inserção

Pele do ângulo da boca.

Inervação

Nervo facial (VII) – ramos zigomáticos e bucais.

Irrigação

Artéria facial transversa e artéria facial (da artéria carótida externa).

Ação

Traciona o ângulo da boca no sentido superior e lateral, como ao sorrir.

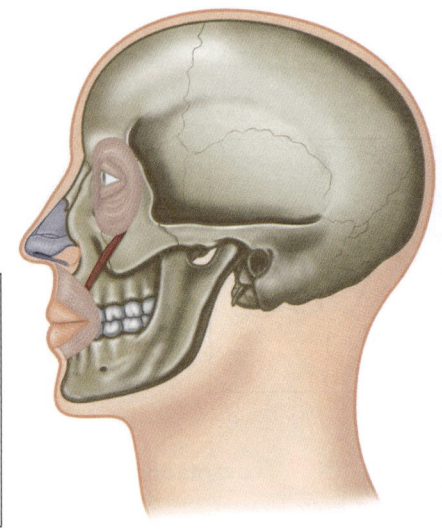

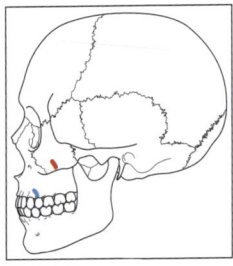

Zigomático menor

Do grego, *zygoma*, barra, ferrolho; e do latim, *minor*, pequeno.

Origem

Parte anterior da face lateral do osso zigomático.

Inserção

Lábio superior, imediatamente medial ao ângulo da boca.

Inervação

Nervo facial (VII) – ramos bucais.

Irrigação

Artéria facial transversa e artéria facial (da artéria carótida externa).

Ação

Eleva o lábio superior.

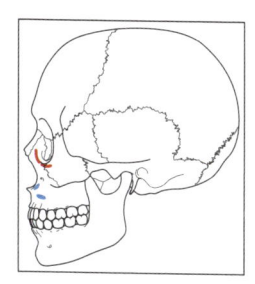
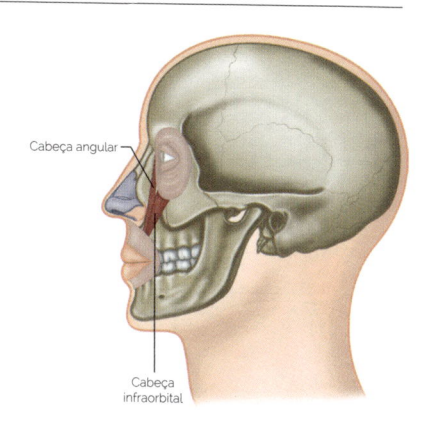

Cabeça angular

Cabeça infraorbital

Levantador do lábio superior

Do latim, *levare*, levantar; *labii*, do lábio; e *superioris*, de cima.

Origem

*Cabeça angular**
Osso zigomático e processo frontal da maxila.
Cabeça infraorbital
Margem infraorbital.

Inserção

Cabeça angular
Cartilagem alar maior, lábio superior e pele do nariz.
Cabeça infraorbital
Músculos do lábio superior.

Inervação

Nervo facial (VII) – ramos bucais.

Irrigação

Cabeça angular
Artéria infraorbital (via artéria maxilar, da artéria carótida externa).
Cabeça infraorbital
Ramo labial superior da artéria facial (da artéria carótida externa).

Ação

Levanta o lábio superior. Dilata a narina. Forma o sulco nasolabial.

---

*   N.T.: A terminologia anatômica vigente considera a *cabeça angular* um músculo independente denominado levantador do lábio superior e da asa do nariz.

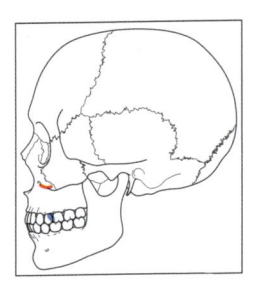
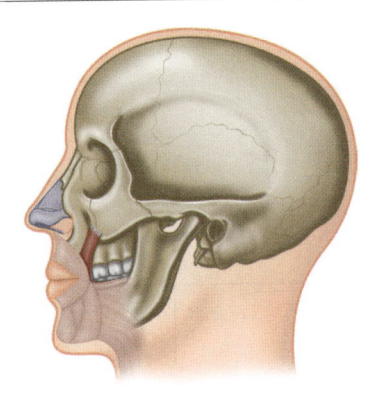

Levantador do ângulo da boca

Do latim, *levare*, levantar; *anguli*, do canto; e *oris*, boca.

Origem

Fossa canina da maxila.

Inserção

Pele do ângulo da boca.

Inervação

Nervo facial (VII) – ramos bucais.

Irrigação

Ramo labial superior da artéria facial (da artéria carótida externa).

Ação

Levanta o ângulo (canto) da boca. Ajuda a formar o sulco nasolabial.

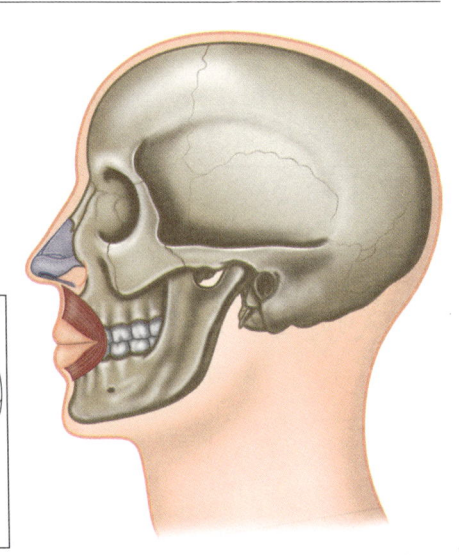

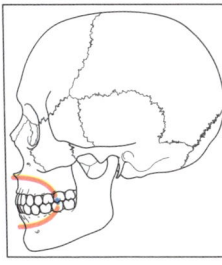

Orbicular da boca

Do latim, *orbiculus*, pequeno disco circular; e *oris*, boca.

Origem

Fibras musculares que circundam a rima (abertura) da boca, fixam-se na pele, músculos, fáscia dos lábios e região circunjacente.

Inserção

Pele e fáscia do ângulo da boca.

Inervação

Nervo facial (VII) – ramos bucais e marginal da mandíbula.

Irrigação

Ramos labiais superiores e inferiores das artérias faciais (das artérias carótidas externas).

Ação

Aproxima os lábios e oclui a rima da boca. Comprime os lábios contra os dentes. Protrai (franze) os lábios. Conforma os lábios durante a fala.

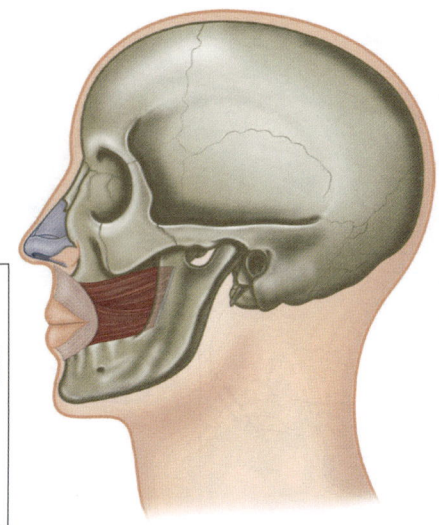

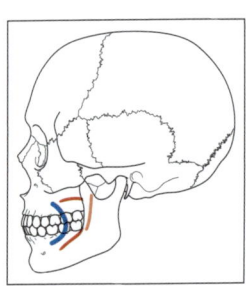

Bucinador

Do latim, *bucca*, bochecha.

Origem

Parte posterior da maxila e da mandíbula; rafe pterigomandibular.

Inserção

Mistura-se com o orbicular da boca e com os próprios lábios.

Inervação

Nervo facial (VII) – ramos bucais.

Irrigação

Artéria facial (da artéria carótida externa).

Ação

Comprime a bochecha contra os dentes. Comprime as bochechas distendidas.

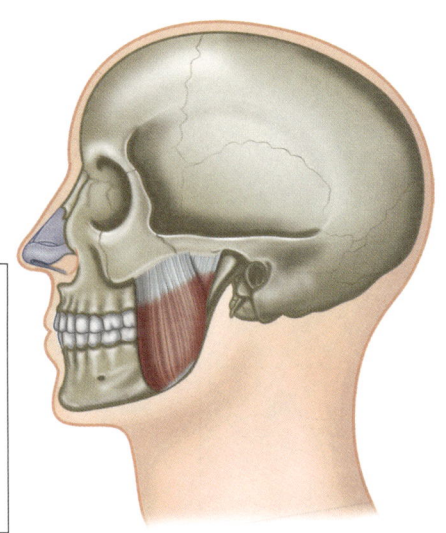

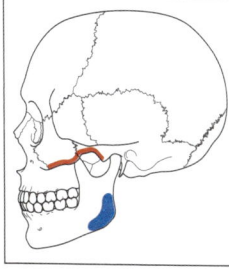

Masseter

Do grego, *maseter*, mastigador.

Origem

Arco zigomático e processo maxilar do osso zigomático.

Inserção

Face lateral do ramo da mandíbula.

Inervação

Nervo trigêmeo (V) – divisão mandibular.

Irrigação

Ramo massetérico da artéria maxilar (da artéria carótida externa).

Ação

Elevação da mandíbula.

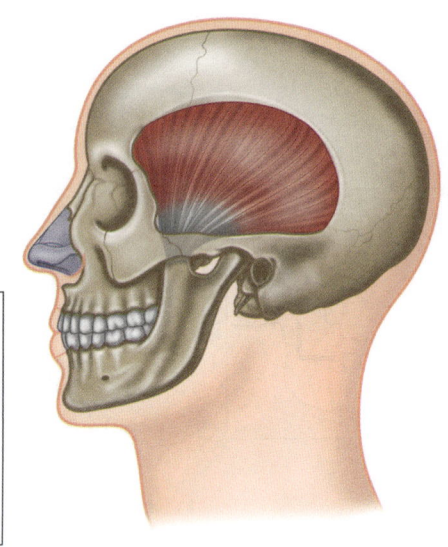

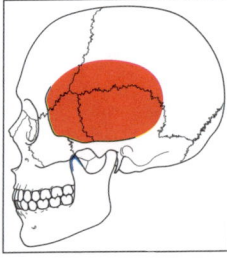

Temporal

Do latim, *temporalis*, relativo ao tempo.

Origem

Ossos da fossa temporal. **Fáscia temporal**.

Inserção

Processo coronoide da mandíbula. Margem anterior do ramo da mandíbula.

Inervação

Nervos temporais profundos anterior e posterior da divisão mandibular do nervo trigêmeo (V).

Irrigação

Ramos temporais profundos anterior e posterior da artéria maxilar (da artéria carótida externa).

Ação

Elevação e retrusão da mandíbula.

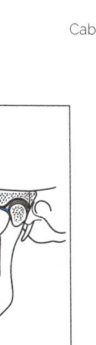 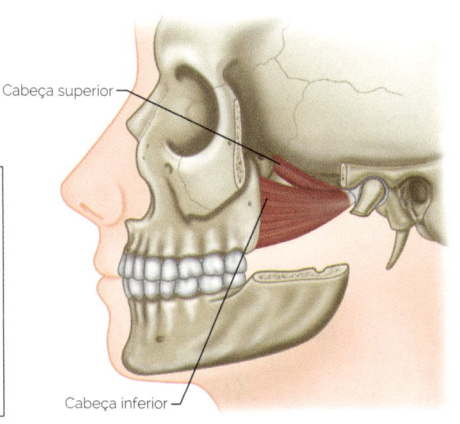

Cabeça superior

Cabeça inferior

Pterigóideo lateral

Do grego, *pterygoeides*, semelhante a asa. E do latim, *lateralis*, relativo ao lado.

Origem

Cabeça superior
Teto da fossa infratemporal.
Cabeça inferior
Face lateral da lâmina lateral do processo pterigoide.

Inserção

Cabeça superior
Cápsula e disco da articulação temporomandibular.
Cabeça inferior
Colo da mandíbula.

Inervação

Nervo trigêmeo (V) – divisão mandibular.

Irrigação

Ramo pterigóideo lateral da artéria maxilar (da artéria carótida externa).

Ação

Propulsão e movimento de lateralidade da mandíbula, como na mastigação.

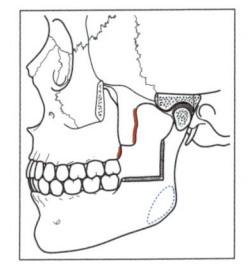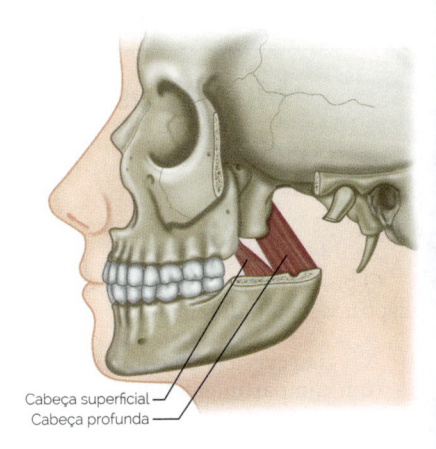

Cabeça superficial
Cabeça profunda

Pterigóideo medial

Do grego, *pterygoeides*, semelhante a asa. E do latim, *medialis*, relativo ao meio.

Origem

Cabeça profunda
Face medial da lâmina lateral do processo pterigoide. Processo piramidal do osso palatino.
Cabeça superficial
Túber da maxila e processo piramidal do osso palatino.

Inserção

Face medial do ramo e do ângulo da mandíbula.

Inervação

Nervo trigêmeo (V) – divisão mandibular.

Irrigação

Ramo pterigóideo medial da artéria maxilar (da artéria carótida externa).

Ação

Elevação e movimento de lateralidade da mandíbula, como na mastigação.

Capítulo 4

Músculos do pescoço

O pescoço é composto por cinco compartimentos teciduais dispostos longitudinalmente:

1. A região cervical da coluna vertebral cercada por músculos (um compartimento musculovertebral), envoltos em **fáscia pré-vertebral**.
2. A faringe e a laringe, envoltas em **fáscia pré-traqueal**.
3. e 4. Dois compartimentos neurovasculares. Seus revestimentos fasciais esquerdo e direito envolvem as artérias carótidas comum e interna, a veia jugular interna e o nervo vago.
5. A lâmina superficial da fáscia cervical, que envolve os músculos esternocleidomastóideo e trapézio.

O músculo **esternocleidomastóideo (ECM)** divide o pescoço em duas regiões – o trígono cervical anterior e o trígono cervical lateral. Os trígonos anterior e lateral do pescoço são divisões anatômicas criadas pelos músculos da cabeça e do pescoço. É importante notar que todos os trígonos mencionados são pareados – estão presentes nos lados esquerdo e direito do pescoço.

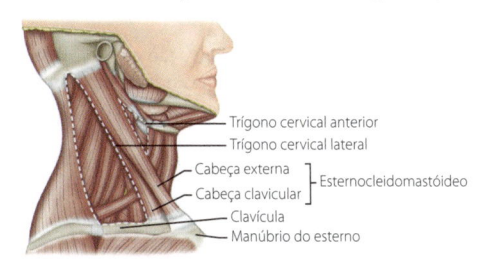

Trígono cervical anterior
Trígono cervical lateral
Cabeça externa ⎫
Cabeça clavicular ⎬ Esternocleidomastóideo
Clavícula
Manúbrio do esterno

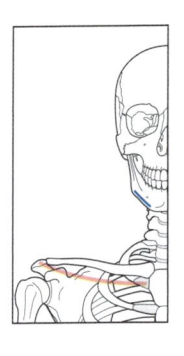

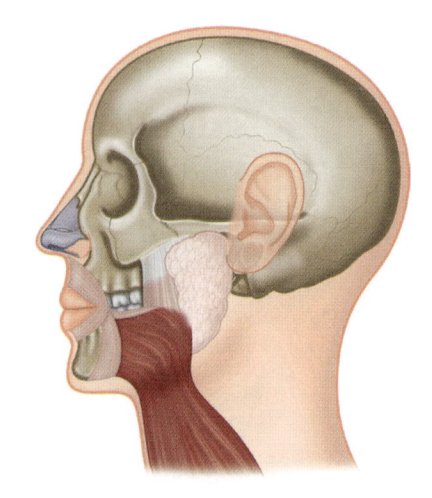

Platisma

Do grego, *platys*, amplo, plano.

Origem

Tela subcutânea do quarto superior do tórax.

Inserção

Tela subcutânea e músculos do mento e da mandíbula. Base da mandíbula.

Inervação

Nervo facial (VII) – ramo cervical.

Irrigação

Artéria facial (da artéria carótida externa).

Ação

Traciona o lábio inferior a partir do ângulo da boca no sentido inferior e lateral.
Eleva a pele do tórax.

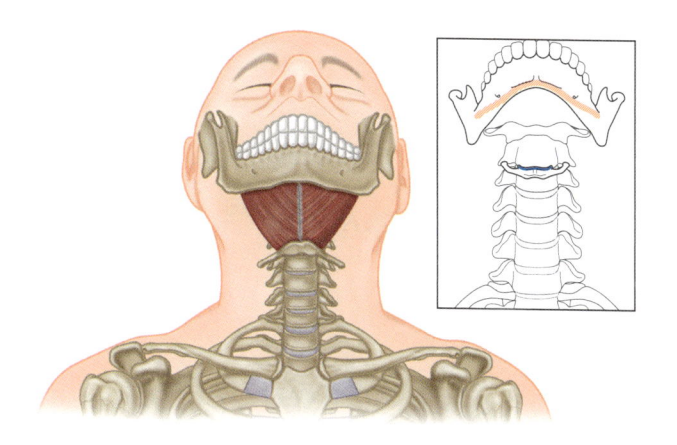

Milo-hióideo

Do grego, *mylos*, mó, molar; e *hyoeides*, em forma da letra grega ípsilon (υ).

Origem

Linha milo-hióidea da face interna da mandíbula.

Inserção

Rafe fibrosa mediana e parte adjacente do osso hioide.

Inervação

Nervo milo-hióideo do ramo alveolar inferior da divisão mandibular do nervo trigêmeo (V).

Irrigação

Ramo milo-hióideo do ramo alveolar inferior da artéria maxilar (da artéria carótida externa).

Ação

Abaixa a mandíbula quando o hioide está fixo. Eleva e traciona anteriormente o hioide quando a mandíbula está fixa. Sustenta e eleva o assoalho da cavidade oral.

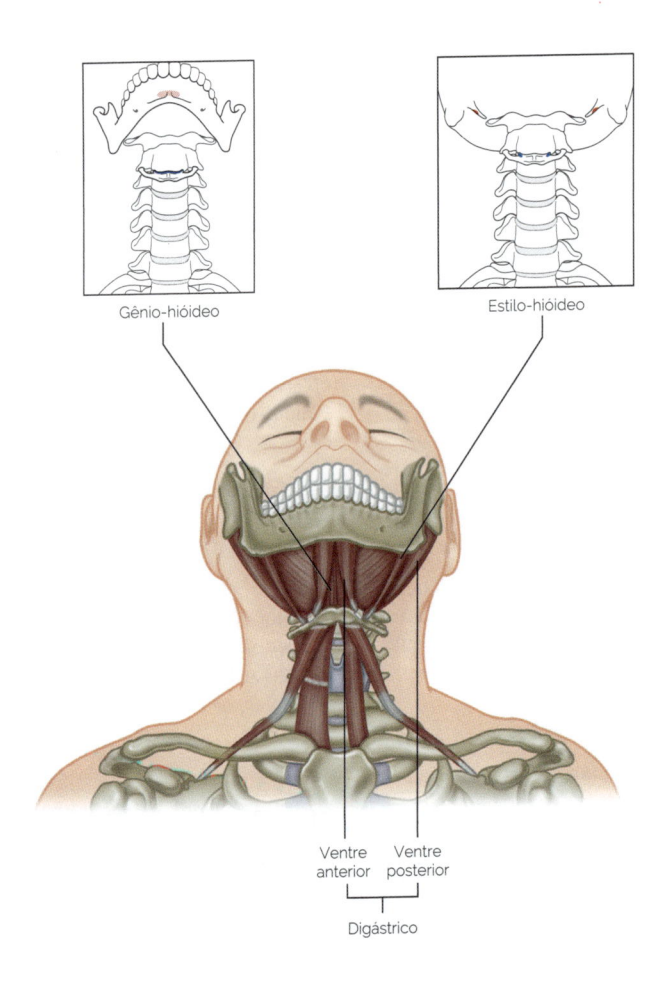

Gênio-hióideo

Estilo-hióideo

Ventre anterior Ventre posterior

Digástrico

Gênio-hióideo

Do grego, *geneion*, mento, queixo; e *hyoeides*, em forma da letra grega ípsilon (υ).

Origem

Espinha geniana inferior na face interna da mandíbula.

Inserção

Osso hioide.

Inervação

Fibras do ramo anterior de C1 que se estendem pelo nervo hipoglosso (XII).

Irrigação

Artéria lingual e ramo submentual da artéria facial (da artéria carótida externa).

Ação

Protrai e eleva o osso hioide, o que amplia a faringe para recepção de alimentos. Abaixa a mandíbula quando o hioide está fixo.

Estilo-hióideo

Do latim, *stilus*, estaca, poste. E do grego, *hyoeides*, em forma da letra grega ípsilon (υ).

Origem

Base do processo estiloide do osso temporal.

Inserção

Osso hioide (após se dividir para envolver o tendão intermediário do digástrico).

Inervação

Nervo facial (VII) – ramo estilo--hióideo.

Irrigação

Artéria faríngea ascendente e possivelmente ramos da artéria facial (da artéria carótida externa).

Ação

Traciona o osso hioide no sentido superior e posterior, o que eleva a língua.

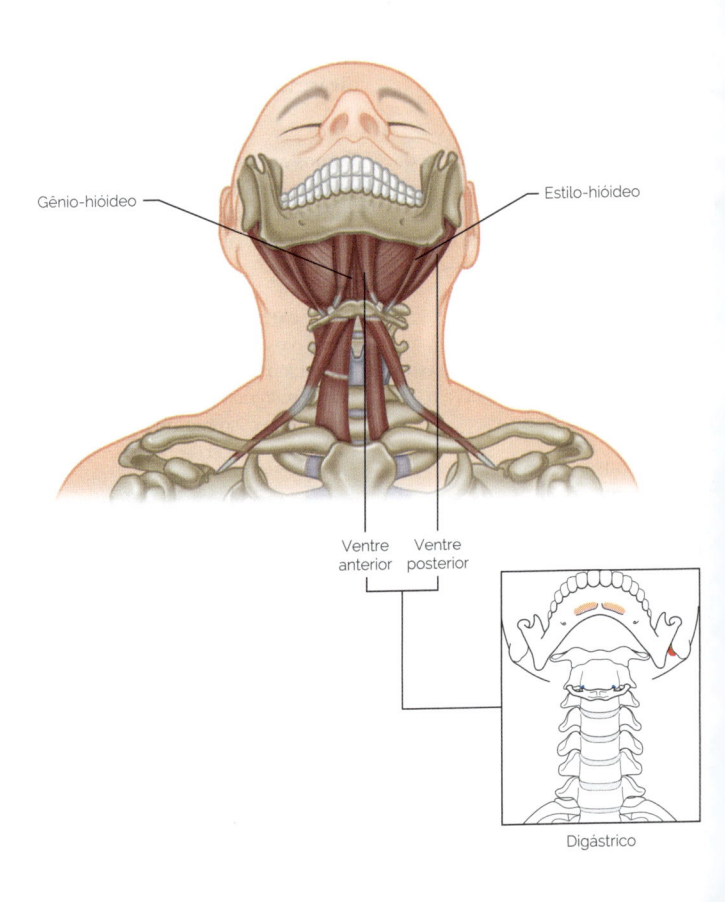

Gênio-hióideo

Estilo-hióideo

Ventre anterior

Ventre posterior

Digástrico

Digástrico

Do latim, *digastricus*, que possui dois ventres musculares.

Origem

Ventre anterior
Fossa digástrica na face interna da base da mandíbula.
Ventre posterior
Incisura mastóidea na face medial do processo mastoide do osso temporal.

Inserção

Corpo do osso hioide por meio de uma alça fascial que envolve o tendão intermediário.

Inervação

Ventre anterior
Nervo milo-hióideo da divisão mandibular do nervo trigêmeo (V).

Ventre posterior
Nervo facial (VII) – ramo digástrico.

Irrigação

Ramos auricular, occipital e estilomastóideo da artéria auricular posterior (da artéria carótida externa).

Ação

Ventre anterior
Eleva o osso hioide. Abre a boca ao abaixar a mandíbula.
Ventre posterior
Traciona o osso hioide no sentido superior e posterior.

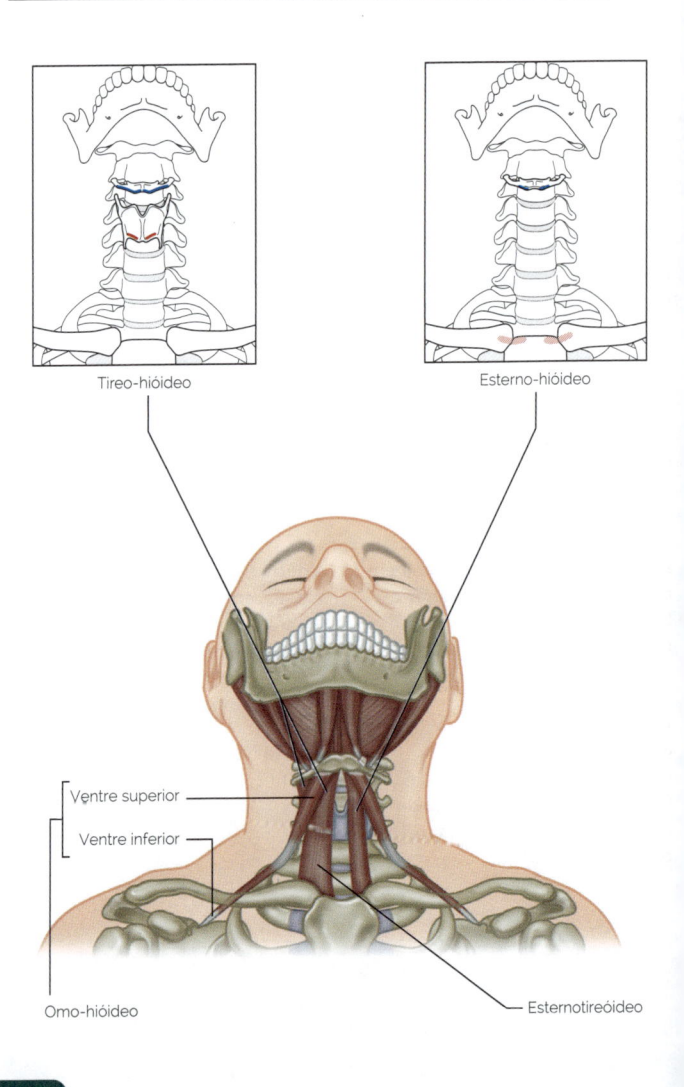

Tireo-hióideo

Esterno-hióideo

Ventre superior

Ventre inferior

Omo-hióideo

Esternotireóideo

Tireo-hióideo

Do grego, *thyreos*, escudo alongado; e *hyoeides*, em forma da letra grega ípsilon (υ).

Origem

Linha oblíqua da face externa da cartilagem tireóidea.

Inserção

Margem inferior do corpo e corno maior do osso hioide.

Inervação

Fibras do ramo anterior de C1 que se estendem pelo nervo hipoglosso (XII).

Irrigação

Artéria tireóidea superior (da artéria carótida externa). Também pode ser irrigado pela artéria tireóidea inferior (do tronco tireocervical da artéria subclávia).

Ação

Eleva a cartilagem tireóidea e abaixa o osso hioide para, consequentemente, fechar o ádito (abertura) da laringe e impedir que alimentos entrem na laringe durante a deglutição.

Esterno-hióideo

Do grego, *sternon*, tórax; e *hyoeides*, em forma da letra grega ípsilon (υ).

Origem

Face posterior da articulação esternoclavicular e porção adjacente do manúbrio do esterno.

Inserção

Margem inferior do osso hioide (medial à inserção do omo-hióideo).

Inervação

Ramos anteriores de C1 a C3 por meio da alça cervical.

Irrigação

Artéria tireóidea superior (da artéria carótida externa). Também pode ser irrigado pela artéria tireóidea inferior (do tronco tireocervical da artéria subclávia).

Ação

Abaixa o osso hioide após a deglutição.

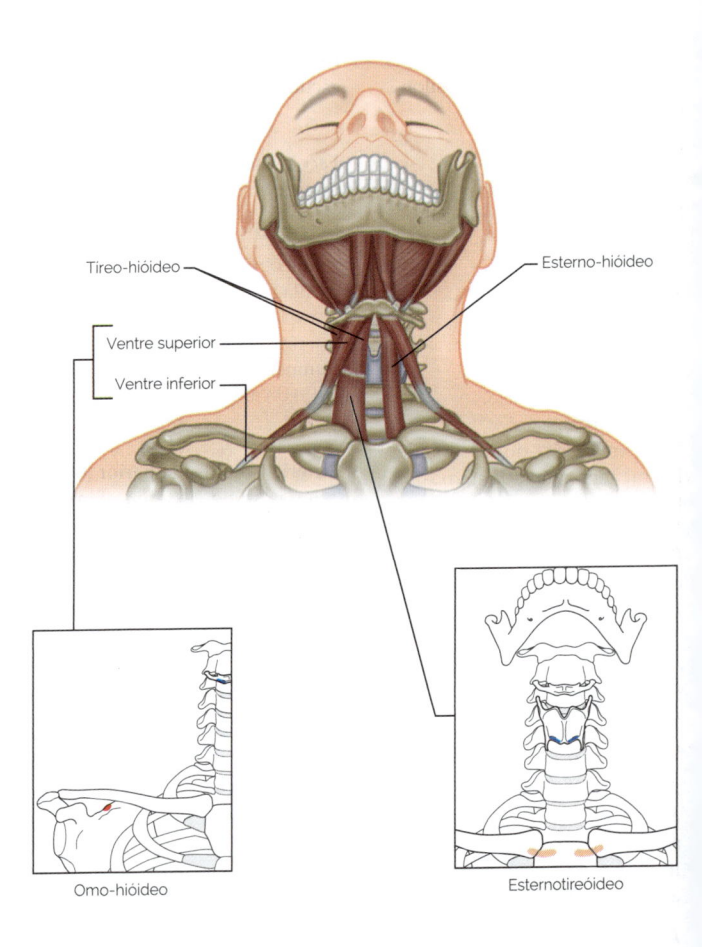

Tireo-hióideo

Esterno-hióideo

Ventre superior

Ventre inferior

Omo-hióideo

Esternotireóideo

Omo-hióideo

Do grego, *omos*, ombro; e *hyoeides*, em forma da letra grega ípsilon (υ).

Origem

Ventre inferior
Margem superior da escápula, medial à incisura.
Ventre superior
Tendão intermediário.

Inserção

Ventre inferior
Tendão intermediário.
Ventre superior
Margem inferior do osso hioide, lateral à inserção do esterno-hióideo.
Nota: o tendão intermediário é fixado à clavícula e à primeira costela por uma alça derivada da fáscia cervical.

Inervação

Ramos anteriores de C1 a C3 por meio da alça cervical.

Irrigação

Artéria cervical transversa (da artéria subclávia). Também pode ser irrigado pela artéria tireóidea inferior (do tronco tireocervical da artéria subclávia)

Ação

Abaixa e fixa o osso hioide.

Esternotireóideo

Do grego, *sternon*, tórax; e *thyreos*, escudo alongado.

Origem

Face posterior do manúbrio do esterno.

Inserção

Linha oblíqua da face externa da cartilagem tireóidea.

Inervação

Ramos anteriores de C1 a C3 por meio da alça cervical.

Irrigação

Artéria tireóidea superior (da artéria carótida externa). Também pode ser irrigado pela artéria tireóidea inferior (do tronco tireocervical da artéria subclávia).

Ação

Traciona inferiormente a laringe.

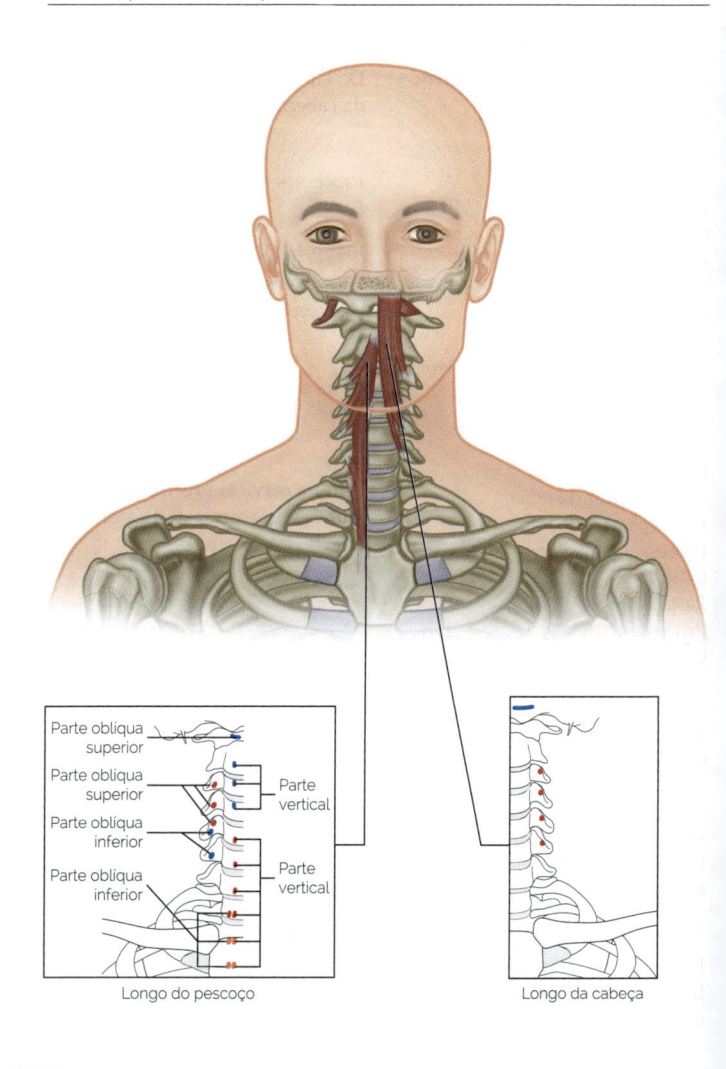

Parte oblíqua superior

Parte oblíqua superior

Parte vertical

Parte oblíqua inferior

Parte oblíqua inferior

Parte vertical

Longo do pescoço

Longo da cabeça

Longo do pescoço

Do latim, *longus*, longo; e *colli*, do pescoço.

Origem

Parte oblíqua superior
Processos transversos de C III a C V.
Parte oblíqua inferior
Face anterior dos corpos vertebrais de T I, T II e às vezes T III.
Parte vertical
Face anterior dos corpos vertebrais de T I a T III e C V a C VII.

Inserção

Parte oblíqua superior
Arco anterior do atlas.
Parte oblíqua inferior
Processos transversos de C V e C VI.
Parte vertical
Processos transversos de C II a C IV.

Inervação

Ramos anteriores dos nervos espinais C2 a C6.

Irrigação

Artéria cervical profunda do tronco costocervical (da artéria subclávia)

Ação

Flexiona anteriormente e lateralmente; rotaciona levemente o pescoço para o lado oposto.

Longo da cabeça

Do latim, *longus*, longo; e *capitis*, da cabeça.

Origem

Processos transversos de C III a C VI.

Inserção

Face inferior da parte basilar do osso occipital.

Inervação

Ramos anteriores dos nervos espinais C1 a C3, (C4).

Irrigação

Artéria cervical profunda do tronco costocervical (da artéria subclávia).

Ação

Flexiona a cabeça.

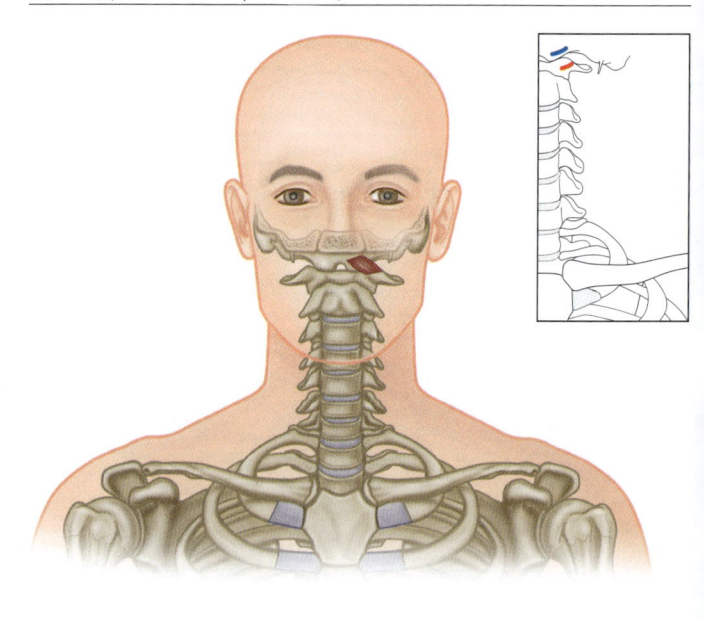

Reto anterior da cabeça

Do latim, *rectus*, reto; *capitis*, da cabeça; e *anterior*, na frente.

Origem

Face anterior da massa lateral do atlas e seu processo transverso.

Inserção

Face inferior da parte basilar do osso occipital.

Inervação

Fibras dos ramos anteriores dos nervos espinais C1 e C2.

Irrigação

Artéria cervical profunda do tronco costocervical (da artéria subclávia).

Ação

Flexiona a cabeça na articulação atlantoccipital.

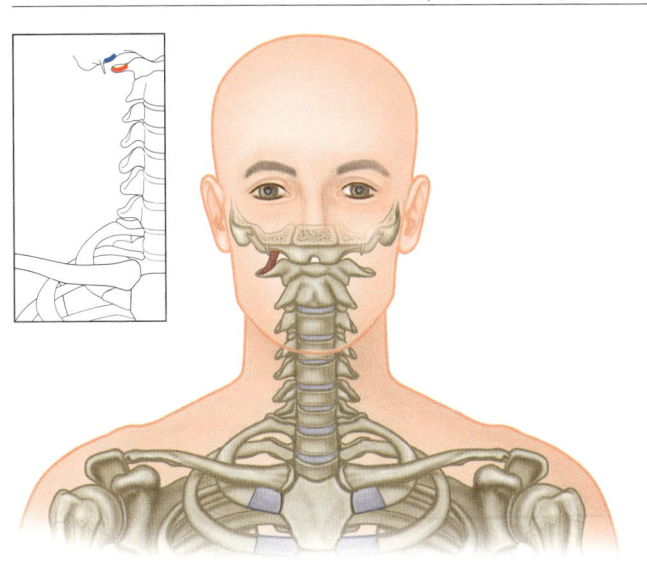

Reto lateral da cabeça

Do latim, *rectus*, reto; *capitis*, da cabeça; e *lateralis*, relativo ao lado.

Origem

Processo transverso do atlas.

Inserção

Processo jugular do osso occipital.

Inervação

Fibras dos ramos anteriores dos nervos espinais C1 e C2.

Irrigação

Artéria cervical profunda do tronco costocervical (da artéria subclávia).

Ação

Flexiona lateralmente a cabeça para o mesmo lado. Estabiliza a articulação atlantoccipital.

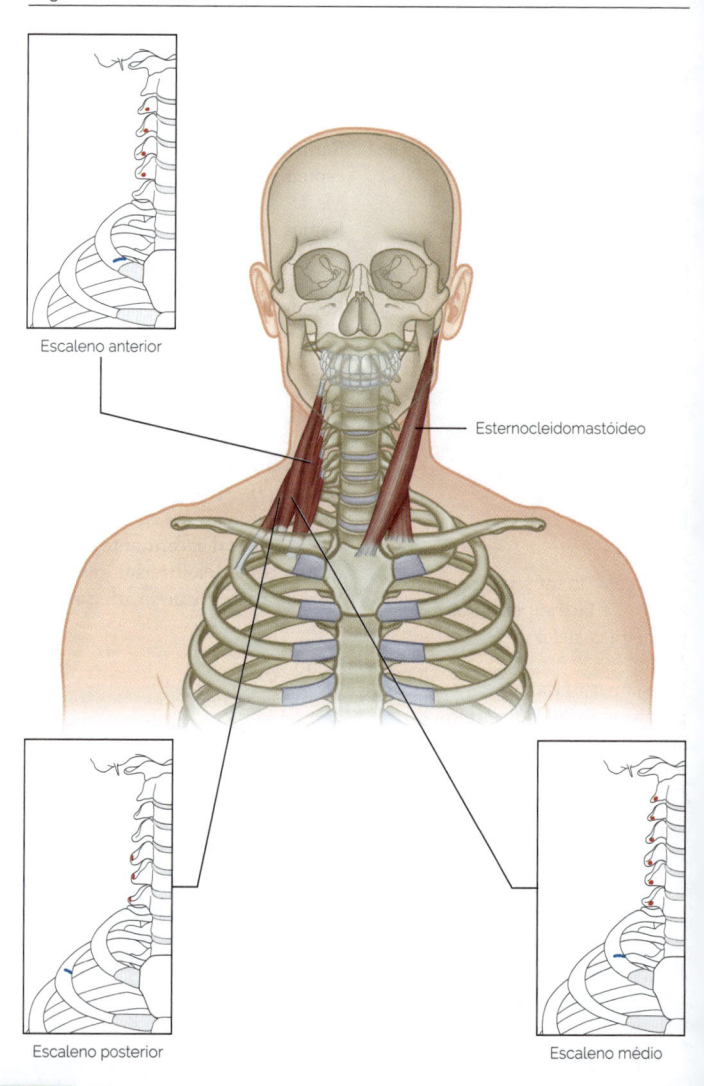

Escaleno anterior

Esternocleidomastóideo

Escaleno posterior

Escaleno médio

Escalenos

Do grego, *skalenos*, desigual. Do latim *anterior*, na frente; *medius*, médio; e *posterior*, atrás.

Origem

Anterior
Tubérculos anteriores dos processos transversos de C III a C VI.
Médio
Processos transversos de C II a C VII.
Posterior
Tubérculos posteriores dos processos transversos de C IV a C VII.

Inserção

Anterior
Tubérculo do músculo escaleno anterior e face superior da primeira costela.
Médio
Face superior da primeira costela, posterior ao sulco da artéria subclávia.
Posterior
Face superior da segunda costela.

Inervação

Anterior
Ramos anteriores dos nervos espinais C4 a C7.
Médio
Ramos anteriores dos nervos espinais C3 a C7.
Posterior
Ramos anteriores dos nervos espinais C5 a C7.

Irrigação

Anterior
Artéria tireóidea inferior do tronco tireocervical (da artéria subclávia).
Médio e posterior
Ramo cervical ascendente da artéria tireóidea inferior (do tronco tireocervical da artéria subclávia).

Ação

Contração bilateral
Flexiona o pescoço; eleva a primeira ou segunda costela durante a inspiração forçada.
Contração unilateral
Flexiona lateralmente o pescoço e rotaciona a cabeça.

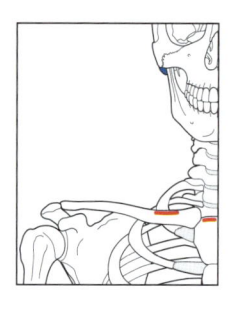

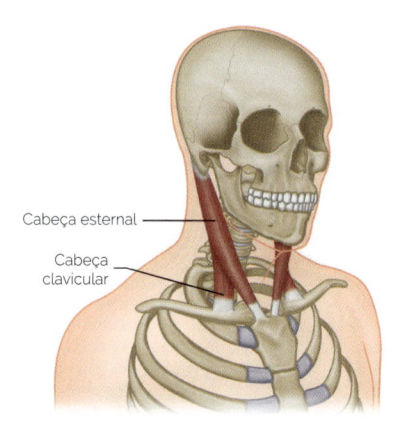

Cabeça esternal

Cabeça
clavicular

Esternocleidomastóideo

Do grego, *sternon*, tórax; *kleis*,
chave; *mastoeides*, em forma de
mama.

Origem

Cabeça esternal
Parte superior da face anterior do
manúbrio do esterno.
Cabeça clavicular
Face superior do terço medial da
clavícula.

Inserção

Cabeça esternal
Metade lateral da linha nucal
superior do osso occipital.
Cabeça clavicular
Face lateral do processo mastoide
do osso temporal.

Inervação

Nervo acessório (XI) e fibras dos
ramos anteriores dos nervos
espinais C2, C3 (C4).

Irrigação

**Ramos esternocleidomastóideos
das artérias occipital e tireóidea
superior** (da artéria carótida
externa).

Ação

Contração bilateral
Traciona a cabeça para a frente
(protração); eleva o esterno e,
consequentemente, as costelas,
durante a inspiração profunda.
Contração unilateral
Flexiona a cabeça para o mesmo
lado; rotaciona a cabeça para o
lado oposto.

5

Músculos do tronco

Músculos do dorso

Os músculos do dorso podem ser divididos em:

- Superficiais – associados aos movimentos do ombro.
- Intermediários – associados aos movimentos da caixa torácica e à respiração.
- Profundos – associados aos movimentos da coluna vertebral.

Os músculos superficiais e intermediários, classificados como *músculos extrínsecos*, não se desenvolvem no dorso e estão envolvidos no movimento dos membros superiores e da parede torácica. Os músculos extrínsecos superficiais compõem a musculatura em forma de V associada à parte média e superior do dorso e incluem trapézio, latíssimo do dorso, levantador da escápula e romboides. Os músculos extrínsecos intermediários se estendem da coluna vertebral à caixa torácica e auxiliam na elevação e abaixamento das costelas. Acredita-se que desempenham uma leve função na respiração.

Do ponto de vista embriológico, os músculos profundos desenvolvem-se no dorso e são, portanto, descritos como *músculos intrínsecos*. Estão envolvidos na manutenção da postura e permitem movimentos do tronco e da coluna vertebral para realizar flexão, flexão lateral, extensão, hiperextensão e rotação. Esse grupo intrínseco de músculos profundos pode ser subdividido em camadas superficial, intermediária e profunda.

A camada superficial está localizada na região posterolateral do pescoço e recobre músculos mais profundos. Essa musculatura flexiona lateralmente, rotaciona e estende a cabeça e o pescoço.

O músculo **eretor da espinha** compõe a camada intermediária dos músculos intrínsecos profundos. Profundamente aos eretores da espinha encontra-se outra camada de músculos que ajudam a manter a postura e auxiliam os músculos intermediários nos movimentos da coluna vertebral. Os músculos intrínsecos profundos representam um grupo de músculos curtos associados aos processos transversos e espinhosos das vértebras; nenhum desses músculos estende-se por mais do que seis segmentos vertebrais.

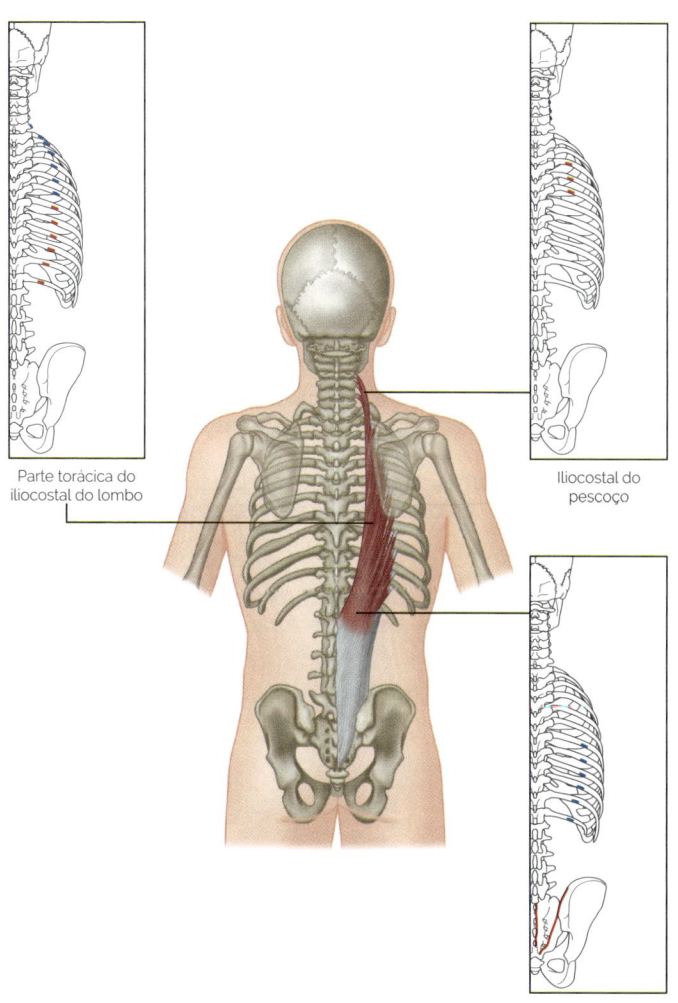

Parte torácica do
iliocostal do lombo

Iliocostal do
pescoço

Parte lombar do
iliocostal do lombo

Do latim, *iliocostalis*, do ílio para as costelas; *lumborum*, da região lombar; *thoracis*, do tórax; e *cervicis*, do pescoço.

Origem

Parte lombar do iliocostal do lombo
Sacro, processos espinhosos das vértebras lombares e das duas vértebras torácicas inferiores – com seus ligamentos supraespinais – e crista ilíaca.
Parte torácica do iliocostal do lombo
Ângulos das seis costelas inferiores, medial à parte lombar.
Iliocostal do pescoço
Ângulos da terceira à sexta costelas.

Inserção

Parte lombar do iliocostal do lombo
Ângulos das seis ou sete costelas inferiores.
Parte torácica do iliocostal do lombo
Ângulos das seis costelas superiores e processo transverso de C VII.
Iliocostal do pescoço
Processos transversos de C IV a C VI.

Inervação

Ramos posteriores dos nervos espinais cervicais, torácicos e lombares.

Irrigação

Parte lombar do iliocostal do lombo
Artérias lombares (da parte abdominal da aorta).
Artérias subcostais (da parte torácica da aorta).
Parte torácica do iliocostal do lombo
Artérias intercostais posteriores e subcostal (da parte torácica da aorta).
Iliocostal do pescoço
Artéria cervical profunda do tronco costocervical (da artéria subclávia).

Ação

Estende e flexiona lateralmente a coluna vertebral. Abaixa as costelas para inspiração forçada (apenas parte torácica).

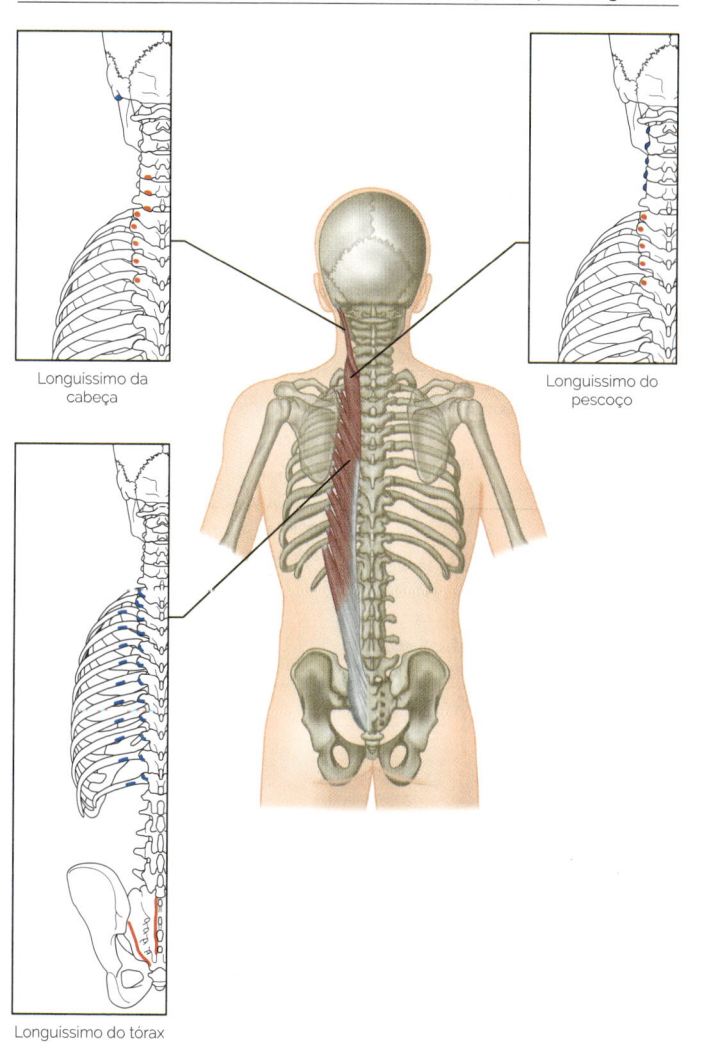

Longuíssimo da cabeça

Longuíssimo do pescoço

Longuíssimo do tórax

Do latim, *longissimus*, o mais longo; *thoracis*, do tórax; *cervicis*, do pescoço; e *capitis*, da cabeça.

Origem

Longuíssimo do tórax
Mistura-se com o iliocostal na região lombar e se fixa nos processos costiformes (transversos) das vértebras lombares.

Longuíssimo do pescoço
Processos transversos de T I a T V.
Longuíssimo da cabeça
Processos transversos de T I a T V. Processos articulares de C IV a C VII.

Inserção

Longuíssimo do tórax
Processos transversos de T I a T XII.
Área entre os tubérculos e os ângulos das nove ou dez costelas inferiores.
Longuíssimo do pescoço
Processos transversos de C II a C VI.
Longuíssimo da cabeça
Face posterior do processo mastoide do osso temporal.

Inervação

Ramos posteriores dos nervos espinais C1 a S1.

Irrigação

Longuíssimo do tórax
Irrigado de maneira segmentar pelas artérias intercostais posteriores e subcostal (da parte torácica da aorta).
Artérias lombares (da parte abdominal da aorta).
Longuíssimo do pescoço e *longuíssimo da cabeça*
Irrigado de maneira segmentar pela artéria cervical profunda do tronco costocervical (da artéria subclávia).
Artérias intercostais posteriores e subcostal (da parte torácica da aorta).

Ação

Estende e flexiona lateralmente a coluna vertebral. Abaixa as costelas para inspiração forçada (apenas longuíssimo do tórax). Estende e rotaciona a cabeça (apenas longuíssimo da cabeça).

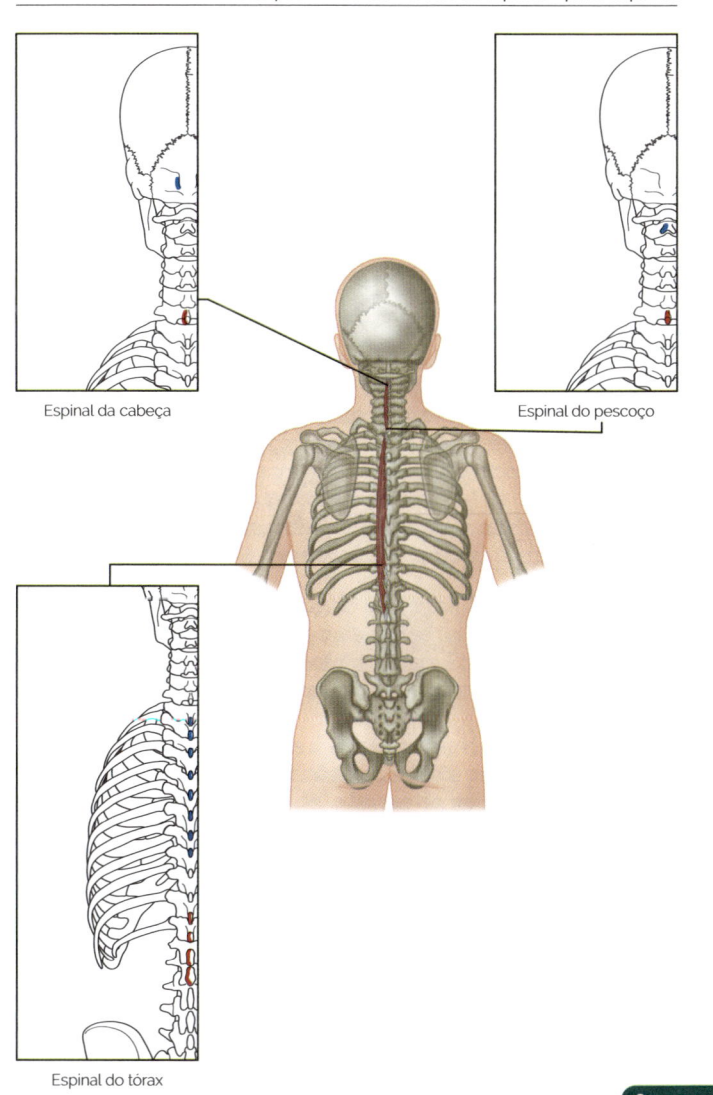

Espinal da cabeça

Espinal do pescoço

Espinal do tórax

Do latim, *spinalis*, relativo à coluna vertebral; *thoracis*, do tórax; *cervicis*, do pescoço; e *capitis*, da cabeça.

Origem

Espinal do tórax
Processos espinhosos de T XI a T XII e L I a L II.
Espinal do pescoço
Ligamento nucal. Processo espinhoso de C VII.
Espinal da cabeça
Em geral, mistura-se com o semiespinal da cabeça.

Inserção

Espinal do tórax
Processos espinhosos de T I a T VIII.
Espinal do pescoço
Processo espinhoso de C II.
Espinal da cabeça
Com o semiespinal da cabeça.

Inervação

Ramos posteriores dos nervos espinais C2 a L3.

Irrigação

Espinal do tórax
Irrigado de maneira segmentar pelas artérias intercostais posteriores e subcostal (da parte torácica da aorta).
Artérias lombares (da parte abdominal da aorta).
Espinal do pescoço
Irrigado de maneira segmentar pela artéria cervical profunda do tronco costocervical (da artéria subclávia).

Ação

Estende a coluna vertebral. Ajuda a manter a curvatura correta da coluna vertebral durante a posição ortostática (em pé) e sentada. Estende a cabeça (apenas espinal da cabeça).

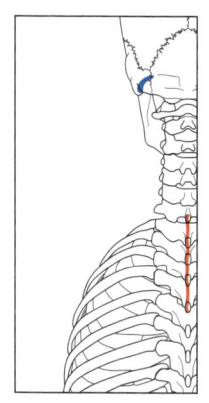

Esplênio da cabeça

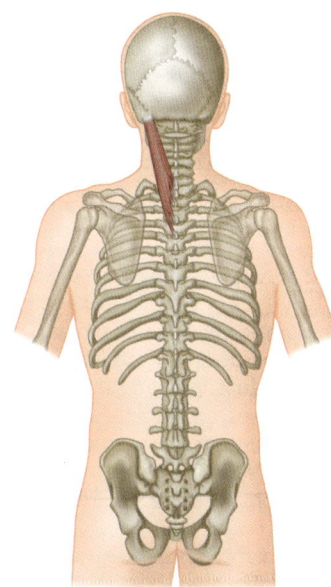

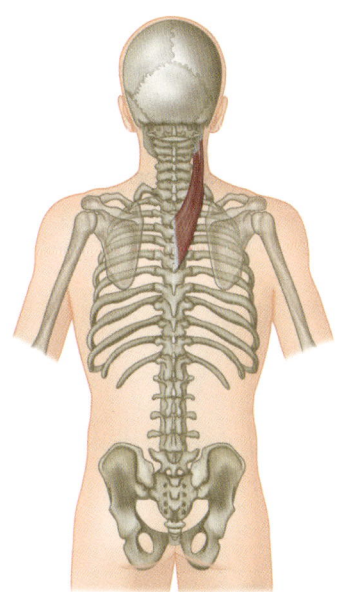

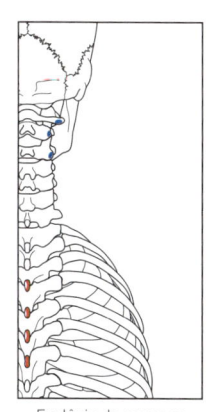

Esplênio do pescoço

Esplênio da cabeça e esplênio do pescoço

Do grego, *splenion*, bandagem. Do latim, *capitis*, da cabeça; e *cervicis*, do pescoço.

Origem

Esplênio da cabeça
Parte inferior do ligamento nucal. Processos espinhosos de C VII e T I a T IV.
Esplênio do pescoço
Processos espinhosos de T III a T VI.

Inserção

Esplênio da cabeça
Face posterior do processo mastoide do osso temporal. Parte lateral da linha nucal superior, profundo à inserção do músculo esternocleidomastóideo.
Esplênio do pescoço
Tubérculos posteriores dos processos transversos de C I a C III.

Inervação

Esplênio da cabeça
Ramos posteriores dos nervos espinais cervicais médios.
Esplênio do pescoço
Ramos dorsais dos nervos espinais cervicais inferiores.

Irrigação

Irrigado de maneira segmentar pela artéria cervical profunda do tronco costocervical (da artéria subclávia).
Artérias intercostais posteriores e subcostal (da parte torácica da aorta).

Ação

Contração bilateral
Estende a cabeça e o pescoço.
Contração unilateral
Flexiona lateralmente o pescoço; rotaciona a cabeça para o mesmo lado do músculo que se contrai.

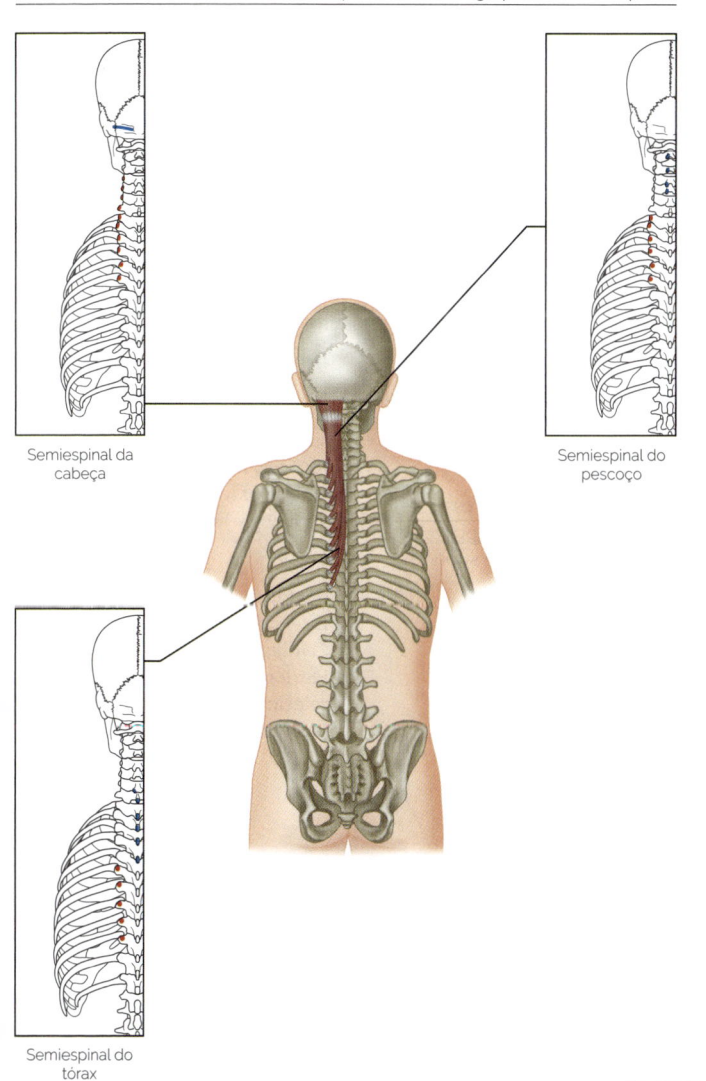

Semiespinal da
cabeça

Semiespinal do
pescoço

Semiespinal do
tórax

Semiespinal

Do latim, *semispinalis*, relativo à metade da coluna vertebral; *thoracis*, do tórax; *cervicis*, do pescoço; e *capitis*, da cabeça.

Origem

Semiespinal do tórax
Processos transversos de T VI a T X.
Semiespinal do pescoço
Processos transversos de T I a T VI.
Semiespinal da cabeça
Processos transversos de C IV a T VII.

Inserção

Semiespinal do tórax
Processos espinhosos de C VI a T IV.
Semiespinal do pescoço
Processos espinhosos de C II a C V.
Semiespinal da cabeça
Entre as linhas nucais superior e inferior do osso occipital.

Inervação

Ramos posteriores dos nervos espinais torácicos e cervicais.

Irrigação

Irrigado de maneira segmentar pela artéria cervical profunda do tronco costocervical (da artéria subclávia).
Artérias intercostais posteriores e subcostal (da parte torácica da aorta).

Ação

Estende as regiões torácica e cervical da coluna vertebral. Ajuda na rotação das vértebras torácicas e cervicais. O semiespinal da cabeça estende e auxilia na rotação da cabeça.

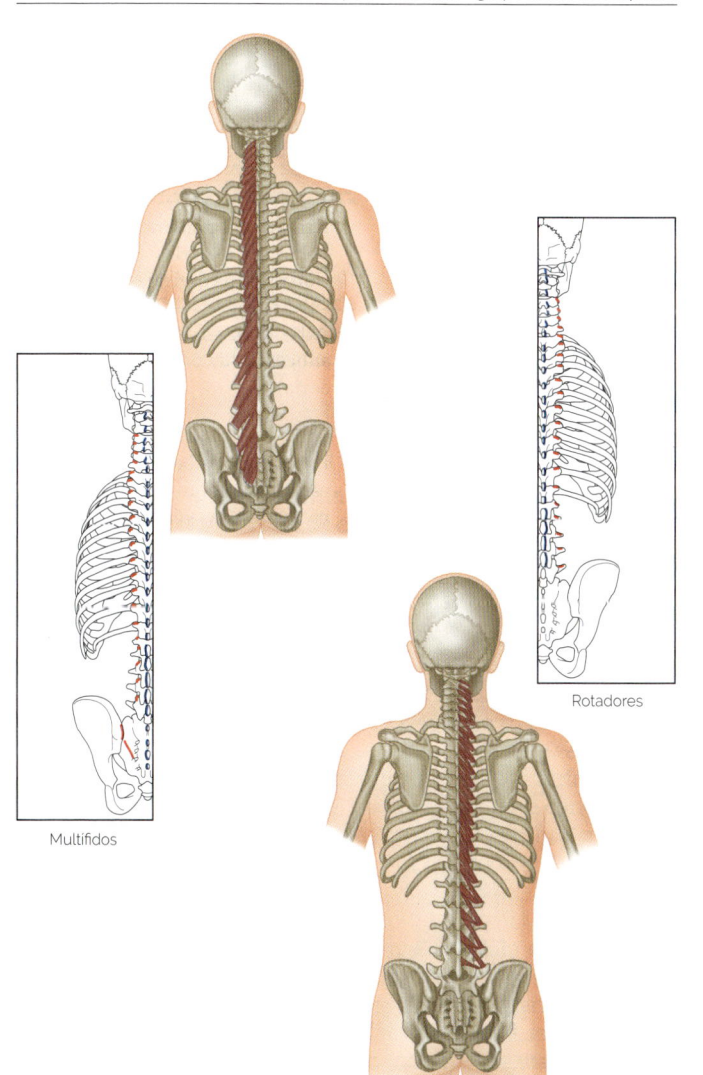

Rotadores

Multífidos

Multífidos

Do latim, *multi*, muitos; e *findere*, dividir.

Origem

Sacro, origem do eretor da espinha, espinha ilíaca posterossuperior, processos mamilares (margens posteriores dos processos articulares superiores) de L I a L V. Processos transversos de T I a T XII. Processos articulares de C IV a C VII.

Inserção

Base dos processos espinhosos de L V a C II.

Inervação

Ramos posteriores dos nervos espinais.

Irrigação

Irrigado de maneira segmentar pela artéria cervical profunda do tronco costocervical (da artéria subclávia).
Artérias intercostais posteriores e subcostal (da parte torácica da aorta).
Artérias lombares (da parte abdominal da aorta).

Ação

Proporciona controle individual das articulações vertebrais pelos motores primários superficiais mais potentes durante o movimento. Estende, flexiona lateralmente e rotaciona a coluna vertebral.

Rotadores

Do latim, *rota*, roda.

Origem

Processo transverso de cada vértebra.

Inserção

Base do processo espinhoso da vértebra suprajacente.

Inervação

Ramos posteriores dos nervos espinais.

Irrigação

Irrigado de maneira segmentar pela artéria cervical profunda do tronco costocervical (da artéria subclávia).
Artérias intercostais posteriores e subcostal (da parte torácica da aorta).

Ação

Rotaciona e auxilia na extensão da coluna vertebral.

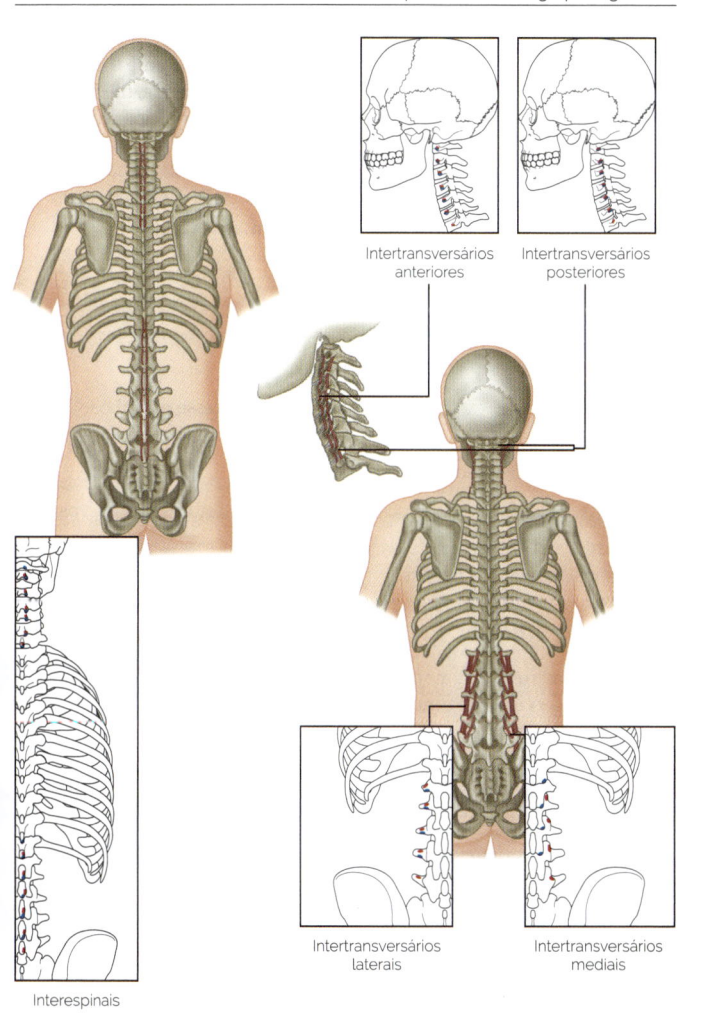

Intertransversários
anteriores

Intertransversários
posteriores

Intertransversários
laterais

Intertransversários
mediais

Interespinais

Interespinais

Do latim, *inter*, entre; e *spinalis*, relativo à coluna vertebral.

Origem/Inserção

Estende-se de um processo espinhoso (origem) a outro imediatamente superior (inserção) por toda a coluna vertebral. Localizado em cada lado do ligamento interespinal.

Inervação

Ramos posteriores dos nervos espinais.

Irrigação

Irrigado de maneira segmentar pela artéria cervical profunda do tronco costocervical (da artéria subclávia).
Artérias intercostais posteriores e subcostal (da parte torácica da aorta).

Ação

Músculos posturais que estabilizam vértebras adjacentes durante os movimentos da coluna vertebral.

Intertransversários

Do latim, *inter*, entre; *transversus*, através, transversalmente; *anterior*, na frente; *posterior*, atrás; *lateralis*, relativo ao lado; e *medialis*, relativo ao meio.

Origem

Anteriores
Tubérculo anterior dos processos transversos de T I a C II.

Posteriores
Tubérculo posterior dos processos transversos de T I a C II.
Laterais
Processos costiformes (transversos) das vértebras lombares.
Mediais
Processo mamilar (margem posterior do processo articular superior das vértebras lombares).

Inserção

Anteriores
Tubérculo anterior da vértebra suprajacente.
Posteriores e *laterais*
Processo transverso da vértebra suprajacente.
Mediais
Processo acessório da vértebra lombar suprajacente.

Inervação

Ramos anteriores dos nervos espinais (exceto os intertransversários mediais, inervados pelos ramos posteriores dos nervos espinais).

Irrigação

Anteriores e *posteriores*
Irrigado de maneira segmentar pela artéria cervical profunda do tronco costocervical (da artéria subclávia).
Somente posteriores
Artérias intercostais posteriores e subcostal (da parte torácica da aorta).

Laterais e *mediais*
Irrigado de maneira segmentar pelas artérias lombares (da parte abdominal da aorta).

Ação

Músculos posturais que estabilizam vértebras adjacentes durante os movimentos da coluna vertebral.

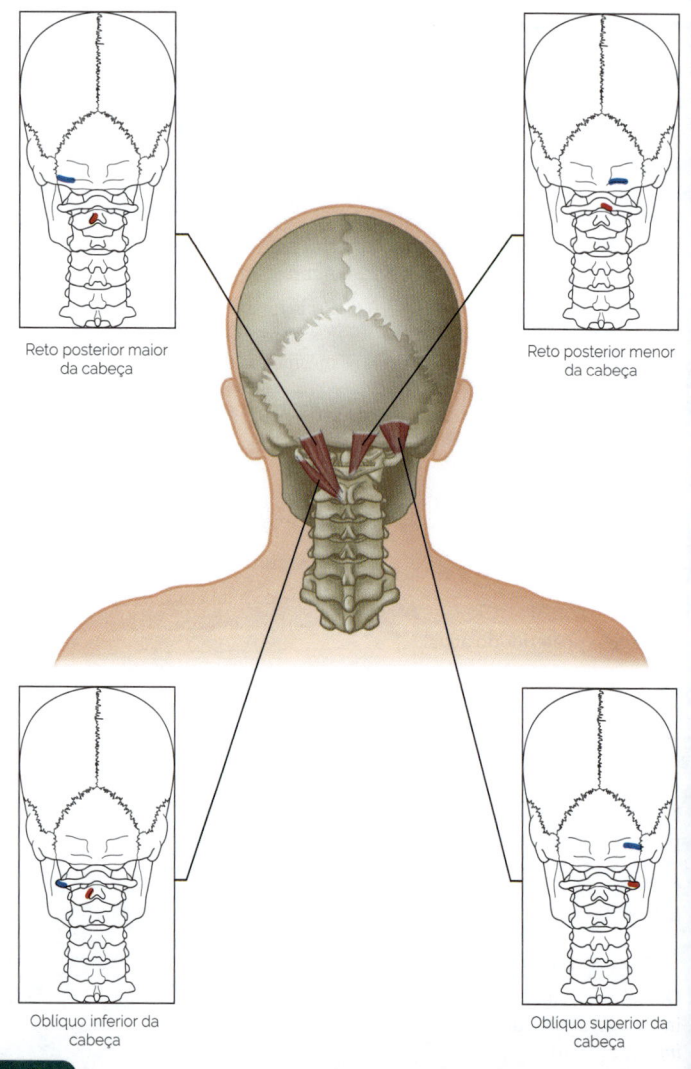

Reto posterior maior da cabeça

Reto posterior menor da cabeça

Oblíquo inferior da cabeça

Oblíquo superior da cabeça

Reto posterior maior da cabeça

Do latim, *rectus*, reto; *capitis*, da cabeça; *posterior*, atrás; e *major*, maior.

Origem

Processo espinhoso do áxis.

Inserção

Parte lateral do osso occipital inferiormente à linha nucal inferior.

Inervação

Nervo suboccipital (ramo posterior de C1).

Ação

Estende a cabeça. Rotaciona a cabeça para o mesmo lado.

Reto posterior menor da cabeça

Do latim, *minor*, menor.

Origem

Tubérculo posterior do atlas.

Inserção

Parte medial do osso occipital inferiormente à linha nucal inferior.

Inervação

Nervo suboccipital (ramo posterior de C1).

Ação

Estende a cabeça.

Oblíquo inferior da cabeça

Do latim, *obliquus*, diagonal, inclinado; *capitis*, da cabeça; e *inferior*, abaixo.

Origem

Processo espinhoso do áxis.

Inserção

Processo transverso do atlas.

Inervação

Nervo suboccipital (ramo posterior de C1).

Ação

Rotaciona o atlas sobre o áxis e, por consequência, a cabeça para o mesmo lado.

Oblíquo superior da cabeça

Latim, *superior*, acima.

Origem

Processo transverso do atlas.

Inserção

Osso occipital entre as linhas nucal superior e inferior.

Inervação

Nervo suboccipital (ramo posterior de C1).

Ação

Estende a cabeça e flexiona para o mesmo lado.

Irrigação do grupo suboccipital

Artéria occipital (da artéria carótida externa).
Ramos musculares da artéria vertebral (da artéria subclávia).

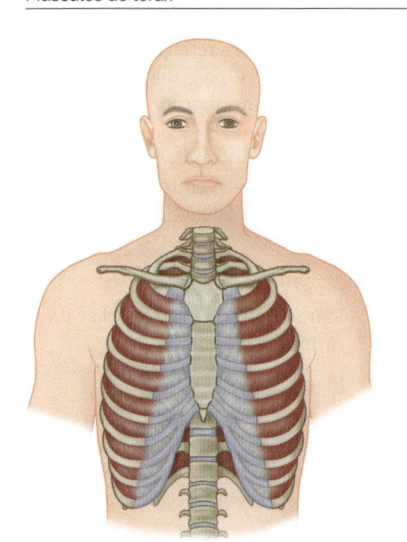

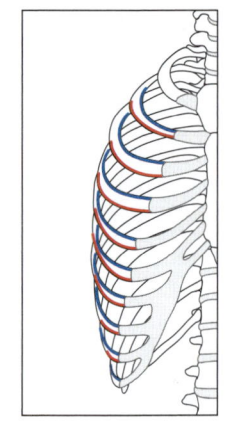

Intercostais externos

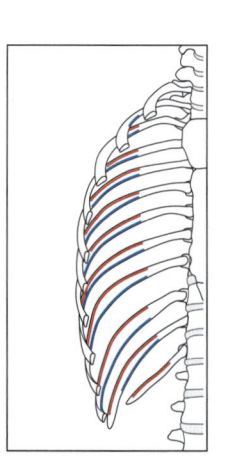

Intercostais internos

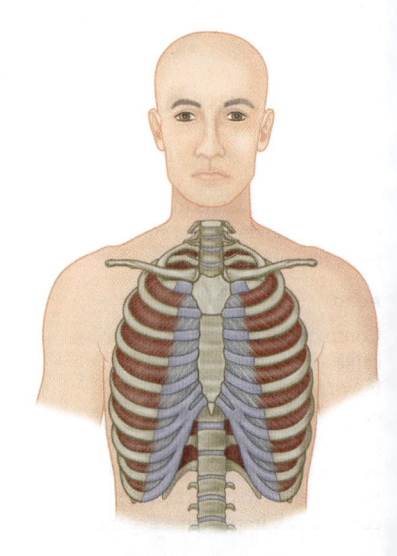

Os músculos do tórax incluem o diafragma, que separa a cavidade torácica da cavidade abdominal, assim como os cinco músculos da caixa torácica. Esses músculos são responsáveis sobretudo por alterar o volume da cavidade torácica durante a respiração.

Intercostais externos

Do latim, *inter*, entre; *costa*, costela; e *externi*, externo.

Origem

Margem inferior da costela.

Inserção

Margem superior da costela infrajacente (fibras estendem-se obliquamente no sentido anterior e inferior).

Inervação

Nervos intercostais correspondentes.

Irrigação

Artérias intercostais (do tronco costocervical da artéria subclávia e parte torácica da aorta).

Ação

Contraem-se para estabilizar a caixa torácica nos diversos movimentos do tronco. Podem elevar as costelas durante a inspiração para, dessa forma, aumentar o volume da cavidade torácica (embora essa ação seja contestada). Impedem a expansão (para fora) e a retração (para dentro) do espaço intercostal durante a respiração.

Intercostais internos

Do latim, *inter*, entre; *costalis*, relativo às costelas; e *interni*, interno.

Origem

Margem superior da costela e da cartilagem costal.

Inserção

Margem inferior da costela suprajacente (fibras estendem-se obliquamente no sentido anterior e superior, em direção à cartilagem costal).

Inervação

Nervos intercostais correspondentes.

Irrigação

Artérias intercostais (do tronco costocervical da artéria subclávia e parte torácica da aorta).

Ação

Contraem-se para estabilizar a caixa torácica nos diversos movimentos do tronco. Podem aproximar costelas adjacentes durante a expiração forçada para, dessa forma, reduzir o volume da cavidade torácica (embora essa ação seja contestada). Impedem a expansão (para fora) e a retração (para dentro) do espaço intercostal durante a respiração.

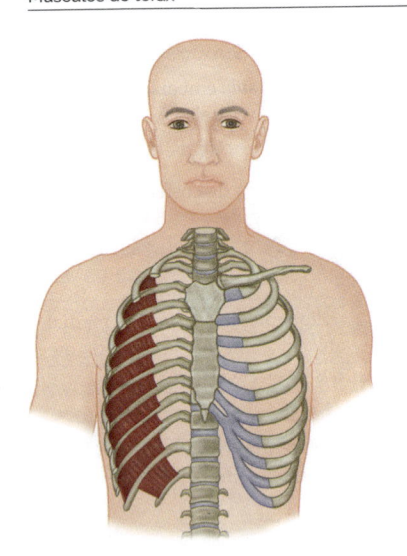

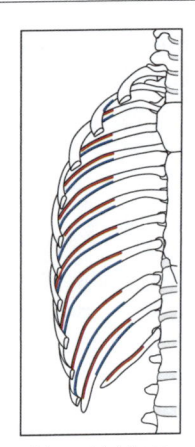

Intercostais íntimos

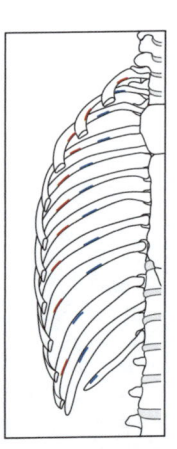

Subcostais

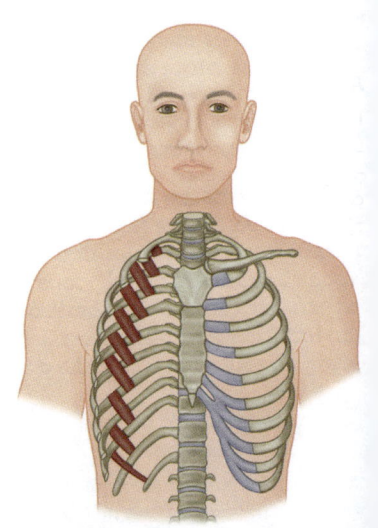

Intercostais íntimos

Do latim, *inter*, entre; *costalis*, relativo às costelas; e *íntimo*, parte mais interna.

Origem

Margem superior da costela.

Inserção

Margem inferior da costela precedente.

Inervação

Nervos intercostais correspondentes.

Irrigação

Artérias intercostais, torácica interna e musculofrênica (do tronco costocervical da artéria subclávia e parte torácica da aorta).

Ação

Embora a ação dos intercostais íntimos seja desconhecida, admite--se que eles atuem para fixar as costelas em sua posição durante a respiração.

Subcostais

Do latim, *sub*, embaixo; e *costalis*, relativo às costelas.

Origem

Face interna da costela, próximo ao seu ângulo.

Inserção

As fibras estendem-se obliquamente em sentido medial até a face interna da segunda ou terceira costela abaixo.

Inervação

Nervos intercostais correspondentes.

Irrigação

Artérias intercostais (do tronco costocervical da artéria subclávia e parte torácica da aorta).

Ação

Contraem-se para estabilizar a caixa torácica nos diversos movimentos do tronco. Podem aproximar costelas adjacentes durante a expiração forçada para, dessa forma, reduzir o volume da cavidade torácica (embora essa ação seja contestada).

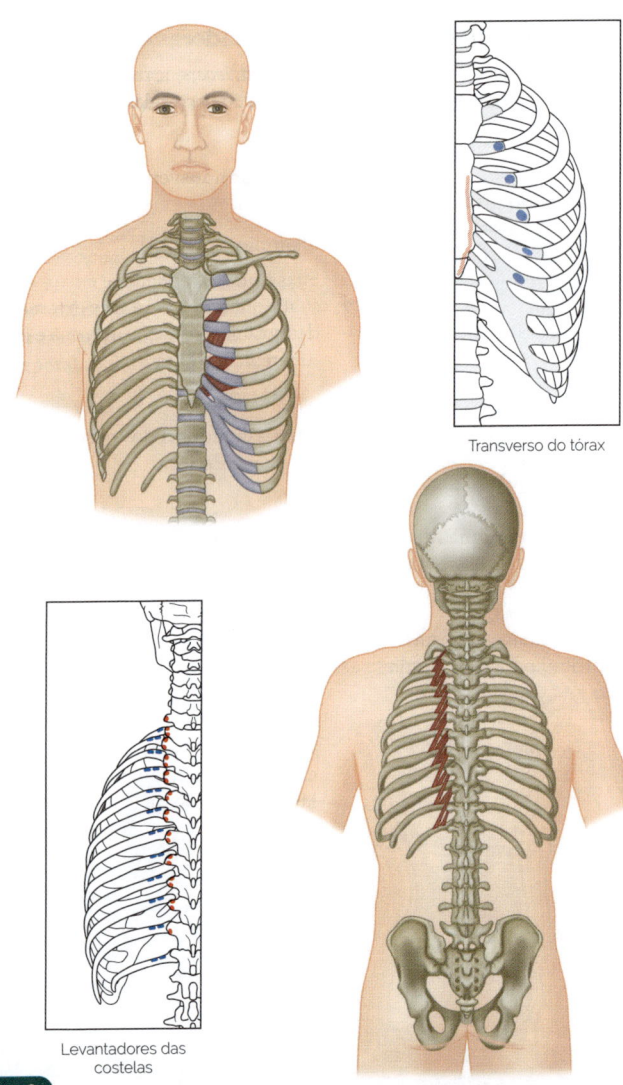

Transverso do tórax

Levantadores das
costelas

Transverso do tórax

Do latim, *transversus*, através, transversalmente; e *thoracis*, do tórax.

Origem

Face posterior do processo xifoide e corpo do esterno. Quarta a sétima cartilagens costais.

Inserção

Face interna das cartilagens costais da segunda a sexta costelas.

Inervação

Nervos intercostais correspondentes.

Irrigação

Artéria torácica interna (da artéria subclávia).

Ação

Abaixa as cartilagens costais, o que contribui para a expiração forçada.

Levantadores das costelas

Do latim, *levare*, levantar; e *costarum*, das costelas.

Origem

Processos transversos de C VII a T XI.

Inserção

Suas fibras estendem-se em sentido inferior até a face externa das costelas infrajacentes, entre o tubérculo e o ângulo.

Inervação

Ramos anteriores dos nervos espinais torácicos.

Irrigação

Artéria cervical profunda do tronco costocervical (da artéria subclávia).
Artérias intercostais (do tronco costocervical da artéria subclávia e parte torácica da aorta).

Ação

Elevam as costelas. Podem contribuir discretamente na flexão lateral e rotação da coluna vertebral.

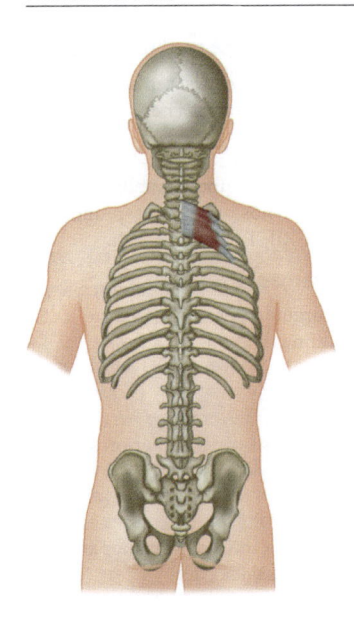

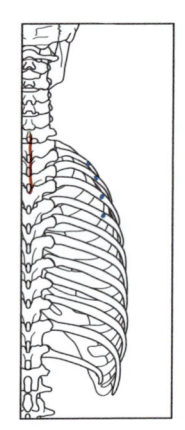

Serrátil posterior
superior

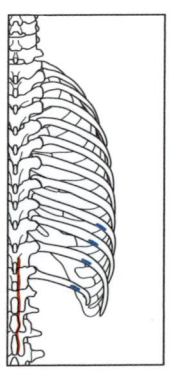

Serrátil posterior
inferior

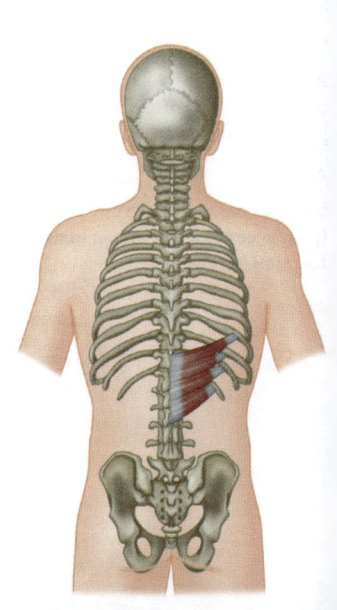

Serrátil posterior superior

Do latim, *serratus*, serreado; *posterior*, atrás; *superior*, acima.

Origem

Parte inferior do ligamento nucal. Processos espinhosos de C VII e T I a T III. Ligamentos supraespinais.

Inserção

Margem superior da segunda à quinta costelas, lateral ao ângulo.

Inervação

Ramos anteriores dos nervos espinais torácicos superiores – T2 a T5.

Irrigação

Artérias intercostais (do tronco costocervical da artéria subclávia e parte torácica da aorta).

Ação

Eleva as costelas superiores (provavelmente durante a inalação forçada).

Serrátil posterior inferior

Do latim, *serratus*, serreado; *posterior*, atrás; *inferior*, abaixo.

Origem

Aponeurose toracolombar em sua fixação nos processos espinhosos de T XII, T XII e L I a L III.

Inserção

Margem inferior das quatro últimas costelas.

Inervação

Ramos anteriores dos nervos espinais torácicos inferiores – T9 a T12.

Irrigação

Artérias intercostais (da parte torácica da aorta).

Ação

Pode auxiliar no abaixamento posterior das costelas inferiores e, dessa forma, resistir à tração do diafragma.

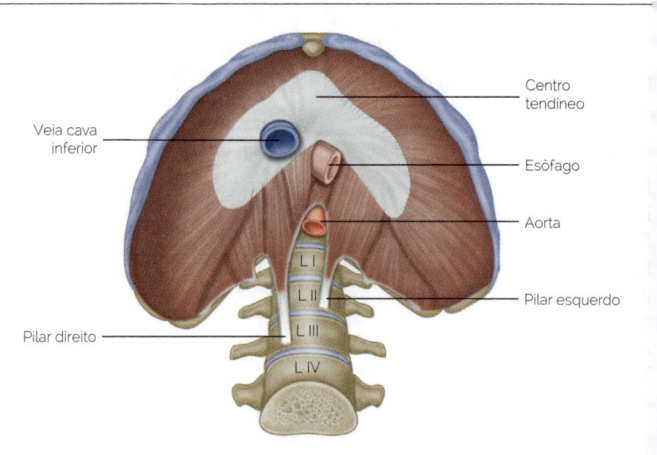

Centro tendíneo

Veia cava inferior

Esôfago

Aorta

Pilar esquerdo

Pilar direito

L I
L II
L III
L IV

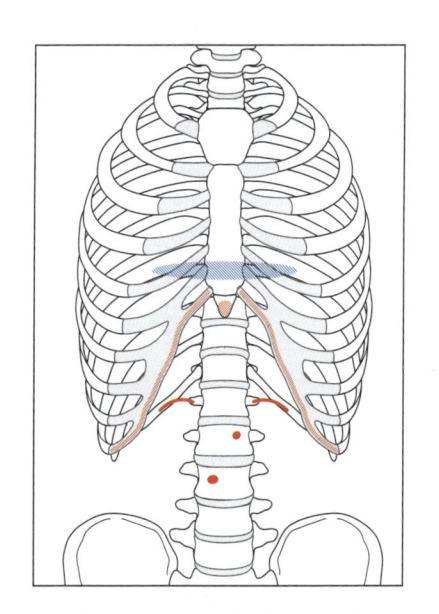

Diafragma

Do grego, *dia*, através; e *phragma*, divisória, parede.

Origem

Parte esternal
Face posterior do processo xifoide.
Parte costal
Faces internas das seis costelas inferiores e suas cartilagens costais.
Parte lombar
Vértebras L I a L III. Ligamentos arqueados medial e lateral.

Inserção

Todas as fibras convergem e se fixam em um centro tendíneo.

Inervação

Nervo frênico (ramos anteriores de C3 a C5).

Irrigação

Artéria musculofrênica via artéria torácica interna (da artéria subclávia).
Artéria frênica superior (da parte torácica da aorta).
Artéria frênica inferior (da parte abdominal da aorta).

Ação

Forma o assoalho da cavidade torácica. Traciona o centro tendíneo em sentido inferior durante a inspiração e, dessa forma, aumenta o volume da cavidade torácica.

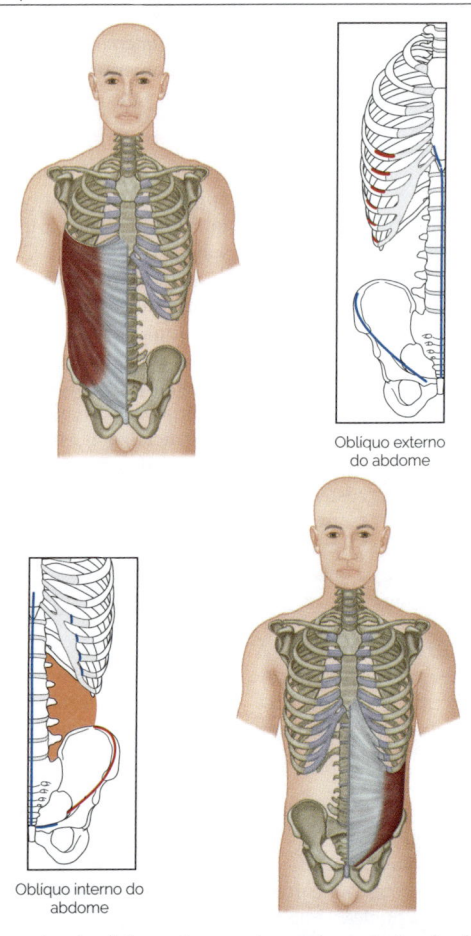

Oblíquo externo
do abdome

Oblíquo interno do
abdome

A parede anterior do abdome é constituída superiormente pela parte inferior da caixa torácica e inferiormente por camadas musculares.

A parede posterior do abdome é composta por cinco vértebras lombares e seus discos intervertebrais; sua porção mais lateral inclui as décimas segundas costelas e a parte superior da pelve. Profundamente a essa camada óssea, existe uma camada muscular composta por pares de músculos quadrado do lombo e psoas maior.

Oblíquos externo e interno do abdome

Do latim, *obliquus*, diagonal, inclinado; *externus*, externo; *internus*, interno; e *abdominis*, do ventre/estômago.

Origem

Externo
Fascículos musculares a partir das faces externas das oito costelas inferiores.
Interno
Crista ilíaca. Dois terços laterais do ligamento inguinal. Aponeurose toracolombar.

Inserção

Externo
Lábio externo da crista ilíaca. Por uma aponeurose que termina na linha alba.
Interno
Margens inferiores das três ou quatro costelas inferiores. Linha alba por meio de uma aponeurose abdominal. Crista púbica e linha pectínea.

Inervação

Oblíquo externo
Ramos anteriores dos nervos espinais torácicos T5 a T12.

Oblíquo interno
Ramos anteriores dos nervos espinais torácicos T7 a T12 e L1.

Irrigação

Artérias musculofrênica e epigástrica superior (via artéria torácica interna da artéria subclávia).
7ª a 11ª artérias intercostais e artéria subcostal (da parte torácica da aorta).
Artérias lombares (da parte abdominal da aorta).
Artérias circunflexa ilíaca superficial, epigástrica superficial e pudenda externa superficial (da artéria femoral).
Artérias circunflexa ilíaca profunda e epigástrica inferior (da artéria ilíaca externa).

Ação

Oblíquo externo
Comprime o abdome e ajuda a sustentar as vísceras abdominais contra a gravidade. A contração unilateral flete o tronco para o mesmo lado e promove sua rotação para o lado oposto.
Oblíquo interno
Comprime o abdome e ajuda a sustentar as vísceras abdominais contra a gravidade. A contração unilateral flete e rotaciona o tronco para o mesmo lado.

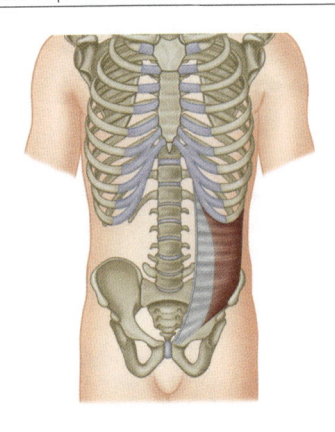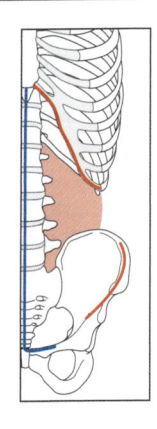

Transverso do abdome

Do latim, *transversus*, através, transversalmente; e *abdominis*, do ventre/estômago.

Origem

Dois terços anteriores da crista ilíaca. Terço lateral do ligamento inguinal. Aponeurose toracolombar. Cartilagens costais das seis costelas inferiores.

Inserção

Por uma aponeurose que termina na linha alba. Crista púbica e linha pectínea.

Inervação

Ramos anteriores dos nervos espinais torácicos T7 a T12 e L1.

Irrigação

Artérias musculofrênica e epigástrica superior via artéria torácica interna (da artéria subclávia).
7ª a 11ª artérias intercostais e artéria subcostal (da parte torácica da aorta).
Artérias lombares (da parte abdominal da aorta).
Artérias circunflexa ilíaca superficial, epigástrica superficial e pudenda externa superficial (da artéria femoral).
Artérias circunflexa ilíaca profunda e epigástrica inferior (da artéria ilíaca externa).

Ação

Comprime o abdome e ajuda a sustentar as vísceras abdominais contra a gravidade.

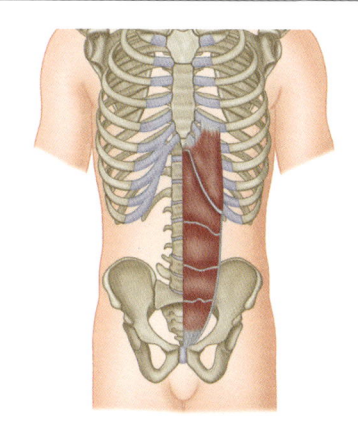 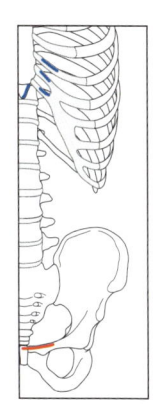

Reto do abdome

Do latim, *rectus*, reto; e *abdominis*, do ventre/estômago.

Origem

Crista púbica, tubérculo púbico e sínfise púbica.

Inserção

Face anterior do processo xifoide. Quinta, sexta e sétima cartilagens costais.

Inervação

Ramos anteriores dos nervos espinais torácicos T5 a T12.

Irrigação

Artéria epigástrica superior via artéria torácica interna (da artéria subclávia).
Artérias intercostais e subcostal (da parte torácica da aorta).
Artéria epigástrica inferior (da artéria ilíaca externa).

Ação

Flexiona a região lombar da coluna vertebral e traciona a caixa torácica no sentido inferior. Estabiliza a pelve durante o caminhar.

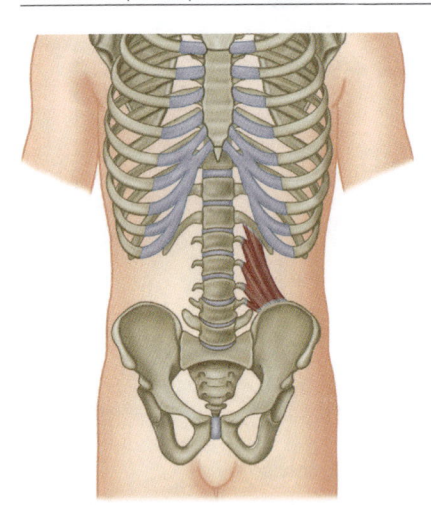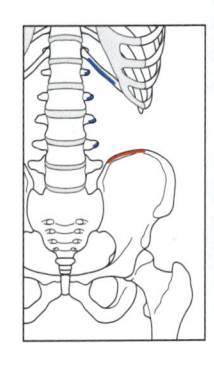

Quadrado do lombo

Do latim, *quadratus*, quadrado; e *lumborum*, da região lombar.

Origem

Processo costiforme (transverso) de L V.
Parte posterior da crista ilíaca.
Ligamento iliolombar.

Inserção

Parte medial da margem inferior da décima segunda costela.
Processos transversos de L I a L IV.

Inervação

Ramos anteriores dos nervos espinais T XII e L I a L IV.

Irrigação

Artéria subcostal (da parte torácica da aorta).
Artérias lombares (da parte abdominal da aorta).

Ação

Flexiona lateralmente a coluna vertebral. Fixa a décima segunda costela durante a respiração profunda (p. ex., ajuda a estabilizar o diafragma para cantores que exercitam o controle vocal). Auxilia na extensão da região lombar da coluna vertebral e lhe confere estabilidade lateral.

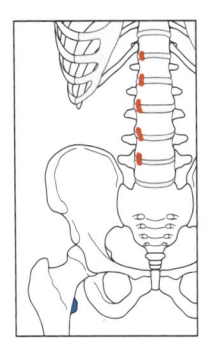
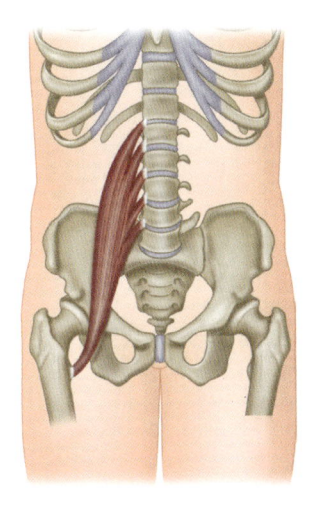

Psoas maior

Do grego, *psoa*, músculo dos lombos; e do latim, *major*, maior.

Origem

Processos transversos de L I a L V. Corpos vertebrais de T XIII a L V e seus discos intervertebrais.

Inserção

Trocanter menor do fêmur.

Inervação

Ramos anteriores dos nervos espinais lombares L I a L III (o psoas menor é inervado por L I e L II).

Irrigação

Artéria subcostal (da parte torácica da aorta).
Artérias lombares (da parte abdominal da aorta).

Ação

Principal flexor da articulação do quadril. Flexiona e rotaciona lateralmente a coxa, como ao chutar uma bola de futebol. Movimenta o membro inferior para a frente ao caminhar ou correr. Agindo a partir de sua inserção, flexiona o tronco, como ao sentar-se a partir da posição supina.

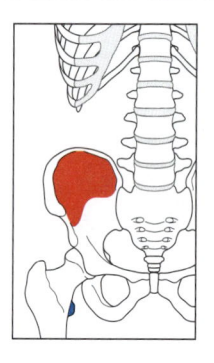
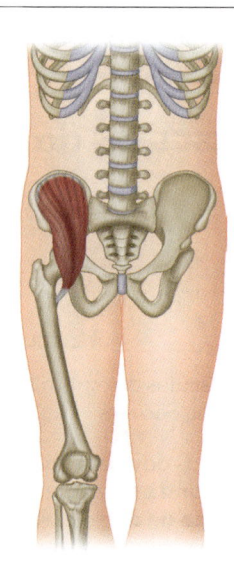

Ilíaco

Do latim, *iliacus*, relativo ao lombo.

Origem

Dois terços superiores da fossa ilíaca. Ligamentos sacroilíaco anterior e iliolombar. Parte lateral superior do sacro.

Inserção

Trocanter menor do fêmur.

Inervação

Nervo femoral (L2 a L4).

Irrigação

Ramo iliolombar da artéria ilíaca interna

Via artéria ilíaca comum (da parte abdominal da aorta).

Ação

Principal flexor da articulação do quadril. Flexiona e rotaciona lateralmente a coxa, como ao chutar uma bola de futebol. Movimenta o membro inferior para a frente ao caminhar ou correr. Agindo a partir de sua inserção, flexiona o tronco, como ao sentar-se a partir da posição supina.

6

Músculos do ombro e do braço

Músculos do ombro

Os músculos do ombro têm origem no dorso e na região torácica anterior. São eles:

- Músculos do dorso que movimentam o ombro: **trapézio, levantador da escápula, romboide maior, romboide menor, latíssimo do dorso** e os músculos do **manguito rotador** (veja a seguir).
- Músculos da região torácica anterior que movimentam o ombro: **subclávio, peitoral menor e serrátil anterior**.

Quatro músculos trabalham juntos para manter a cabeça do úmero na cavidade glenoidal da escápula. São eles: **subescapular, supraespinal, infraespinal** e **redondo menor**. Seus tendões, unidos, formam o *manguito rotador*, que envolve a articulação esferóidea do ombro e auxilia em sua estabilidade e reforço.

Músculos do braço

O braço é dividido por lâminas fasciais – denominadas septos intermusculares medial e lateral – em compartimentos anterior e posterior.

Os músculos **braquial** e **bíceps braquial** ocupam o compartimento anterior (junto com o **coracobraquial**) e constituem os principais flexores do cotovelo. O músculo **tríceps braquial**, com três cabeças, ocupa o compartimento posterior (junto com o **ancôneo**) e constitui o principal extensor do cotovelo.

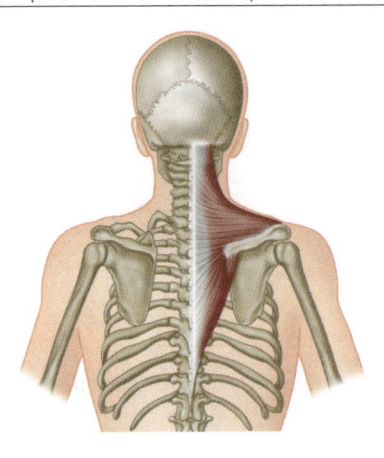 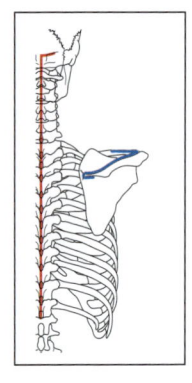

Trapézio

Do grego, *trapezoides*, em forma de mesa.

Origem

Terço medial da linha nucal superior do osso occipital. Protuberância occipital externa. Ligamento nucal. Processos espinhosos e ligamentos supraespinais de C VII e T I a T XII.

Inserção

Margem superior da crista da espinha da escápula. Margem medial do acrômio. Margem posterior do terço lateral da clavícula.

Inervação

Motora
Nervo acessório (XI).

Sensitiva (propriocepção)
Ramos anteriores dos nervos espinais C3 e C4.

Irrigação

Artéria cervical transversa (da artéria subclávia).

Ação

Eleva a escápula com força; rotaciona a escápula durante a abdução do úmero acima do plano horizontal.
Parte transversa: retrai (aduz) a escápula.
Parte ascendente: abaixa a escápula, sobretudo contra resistência.

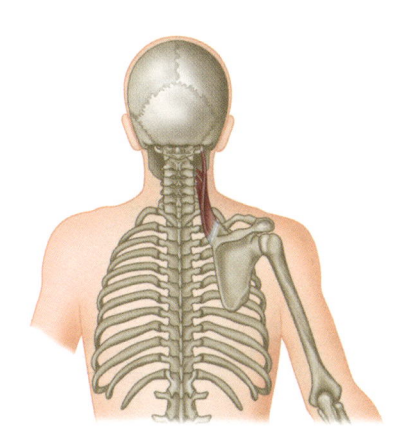

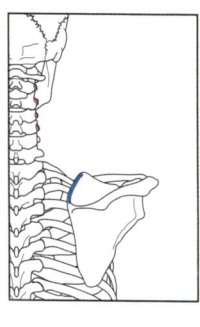

Levantador da escápula

Do latim, *levare*, levantar; e *scapulae*, da escápula.

Origem

Processos transversos de C I e C II; tubérculos posteriores dos processos transversos de C III e C IV.

Inserção

Face posterior da margem medial da escápula, do ângulo superior à raiz da espinha da escápula.

Inervação

Ramos anteriores dos nervos espinais C3 e C4; nervo dorsal da escápula (C5).

Irrigação

Artéria dorsal da escápula via ramo profundo da artéria cervical transversa (da artéria subclávia).

Ação

Eleva a escápula. Ajuda a retrair (aduzir) a escápula. Auxilia na flexão lateral do pescoço.

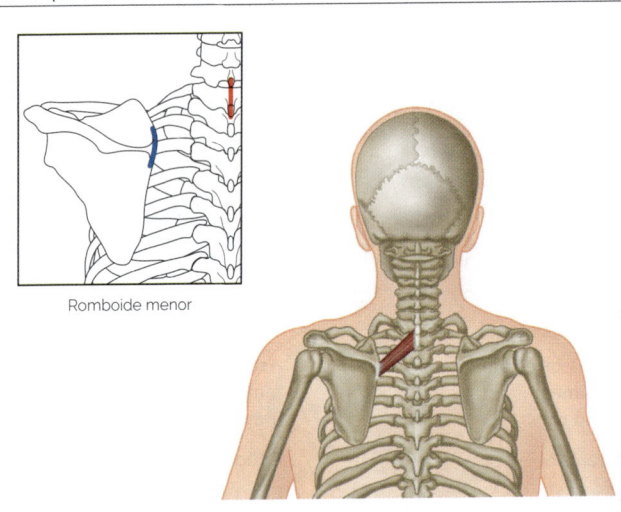

Romboide menor

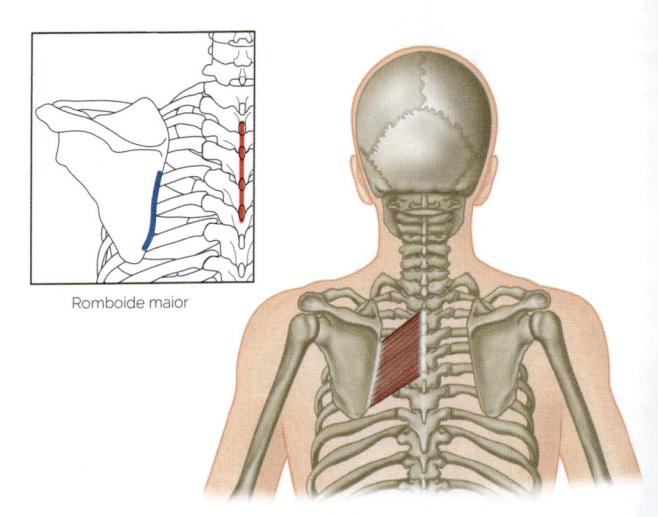

Romboide maior

Romboides

Do grego, *rhomboeides*, em forma de paralelogramo com ângulos e lados opostos iguais. Do latim, *minor*, menor; e *major*, maior.

Origem

Menor
Processos espinhosos de C VII e T I. Parte inferior do ligamento nucal.
Maior
Processos espinhosos de T II a T V e ligamentos supraespinais interpostos.

Inserção

Menor
Face posterior da margem medial da escápula no nível da raiz da espinha da escápula.

Maior
Face posterior da margem medial da escápula desde a raiz da espinha da escápula até o ângulo inferior.

Inervação

Nervo dorsal da escápula (C4 e C5).

Irrigação

Artéria dorsal da escápula via ramo profundo da artéria cervical transversa (da artéria subclávia).

Ação

Eleva e retrai (aduz) a escápula.

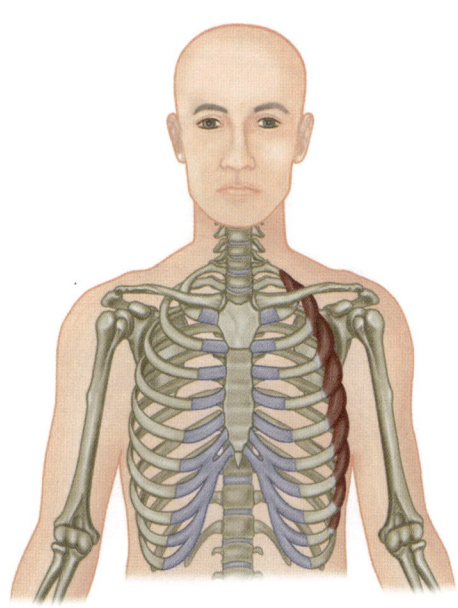
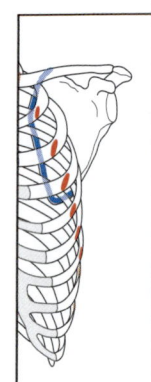

Serrátil anterior

Do latim, *serratus*, serreado; e *anterior*, na frente.

Origem

Faces externas das oito ou nove costelas superiores e fáscia profunda que recobre os espaços intercostais correspondentes.

Inserção

Face anterior da margem medial da escápula.

Inervação

Nervo torácico longo – C5 a C7.

Irrigação

Artéria torácica lateral (da artéria axilar).

Ação

Rotaciona a escápula para a abdução e flexão do braço. Protrai (abduz) a escápula.

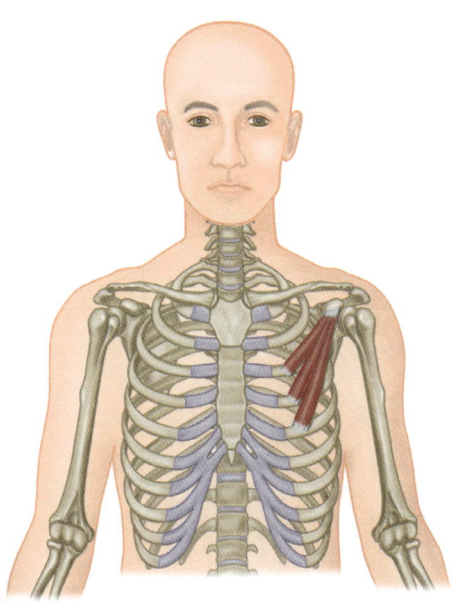
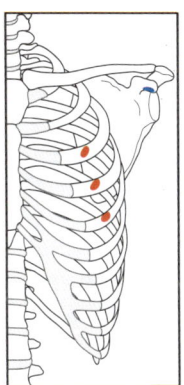

Peitoral menor

Do latim, *pectoralis*, relativo ao peito; e *minor*, menor.

Origem

Faces externas da terceira à quinta costelas e fáscia dos espaços intercostais correspondentes.

Inserção

Processo coracoide da escápula.

Inervação

Nervo peitoral medial – C5, (C6), C7, C8 e T1.

Irrigação

Ramo peitoral da artéria toracoacromial (da artéria axilar). Também pode ser irrigado pela artéria torácica lateral.

Ação

Traciona o ápice do ombro em sentido inferior. Protrai (abduz) a escápula. Eleva as costelas durante a inspiração forçada.

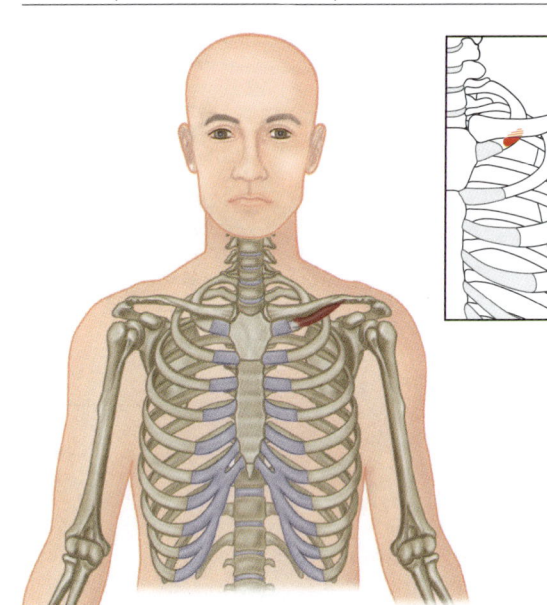

Subclávio

Do latim, *sub*, sob; e *clavis*, chave.

Origem

Primeira costela próximo à articulação com a cartilagem costal.

Inserção

Sulco na face inferior do terço intermédio da clavícula.

Inervação

Nervo subclávio – C5 e C6.

Irrigação

Ramo clavicular da artéria toracoacromial (da artéria axilar).

Ação

Traciona o ápice do ombro em sentido inferior. Traciona a clavícula em sentido medial para estabilizar a articulação esternoclavicular.

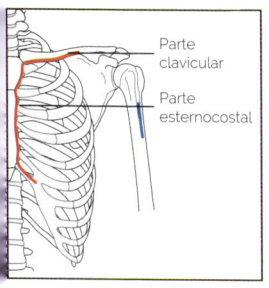

Parte clavicular

Parte esternocostal

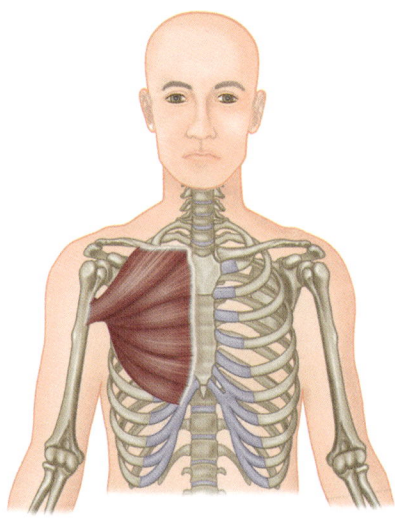

Peitoral maior

Do latim, *pectoralis*, relativo ao peito; e *major*, maior.

Origem

Parte clavicular
Margem anterior da metade medial da clavícula.
Parte esternocostal
Face anterior do esterno. Sete primeiras cartilagens costais. Extremidade esternal da sexta costela. Aponeurose do músculo oblíquo externo do abdome.

Inserção

Crista do tubérculo maior do úmero.

Inervação

Nervos peitoral medial e lateral – *parte clavicular*: C5 e C6; *parte esternocostal*: C6 a C8 e T1.

Irrigação

Ramo peitoral da artéria toracoacromial e artéria torácica lateral (da artéria axilar).

Ação

Flexiona, aduz e rotaciona medialmente o braço na articulação do ombro (glenoumeral).
Parte clavicular
Flexiona o braço estendido.
Parte esternocostal
Estende o braço flexionado.

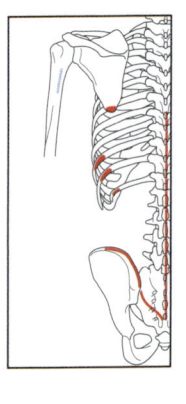
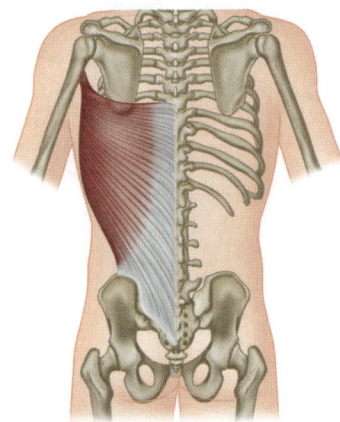

Latíssimo do dorso

Do latim, *latissimus*, o mais amplo; e *dorsi*, do dorso.

Origem

Processos espinhosos das seis vértebras torácicas inferiores e ligamentos interespinais associados; via aponeurose toracolombar nos processos espinhosos das vértebras lombares, ligamentos interespinais associados e crista ilíaca. Três ou quatro costelas inferiores.

Inserção

Sofre uma torção para inserir-se no sulco intertubercular do úmero, imediatamente inferior à articulação do ombro.

Inervação

Nervo toracodorsal – C6 a C8.

Irrigação

Artéria toracodorsal via artéria subescapular (da artéria axilar). **Artéria dorsal da escápula** via ramo profundo da artéria cervical transversa (da artéria subclávia).

Ação

Aduz, rotaciona medialmente e estende o braço na articulação do ombro (glenoumeral). É um dos principais músculos usados durante a escalada, já que traciona os ombros no sentido inferior e posterior, além de elevar o tronco até os braços fixos. Auxilia na inspiração forçada ao elevar as costelas inferiores.

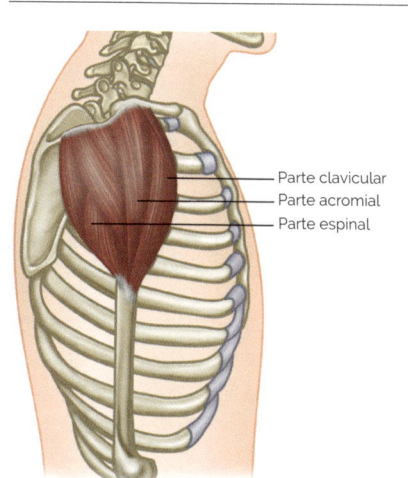
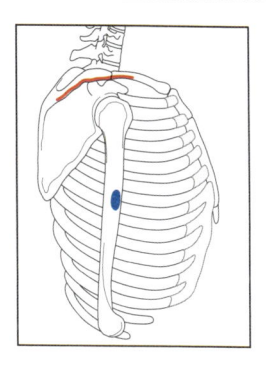

Parte clavicular
Parte acromial
Parte espinal

Deltoide

Do grego, *deltoides*, em forma da letra maiúscula grega delta (Δ).

Origem

Parte clavicular
Margem anterior do terço lateral da clavícula.
Parte acromial
Margem lateral do acrômio.
Parte espinal
Margem inferior da crista da espinha da escápula.

Inserção

Tuberosidade para o músculo deltoide do úmero.

Inervação

Nervo axilar – C5 e C6.

Irrigação

Artéria circunflexa posterior do úmero e ramo deltóideo da artéria toracoacromial (da artéria axilar).

Ação

Principal abdutor do braço (abduz o braço além dos 15° iniciais, executado pelo supraespinal); a parte clavicular auxilia na flexão do braço; a parte espinal auxilia na extensão do braço.

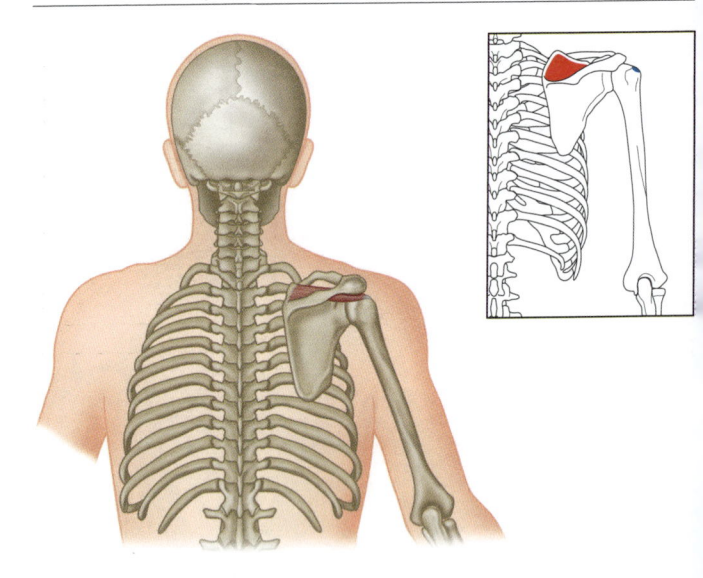

Supraespinal

Do latim, *supra*, acima; e *spina*, espinha.

Origem

Dois terços mediais da fossa supraespinal da escápula e fáscia profunda que recobre o músculo.

Inserção

Face superior do tubérculo maior do úmero.

Inervação

Nervo supraescapular – C5 e C6.

Irrigação

Artéria supraescapular via tronco tireocervical (da artéria subclávia).

Ação

Inicia a abdução do braço até 15° – momento em que o deltoide assume na articulação do ombro (glenoumeral).

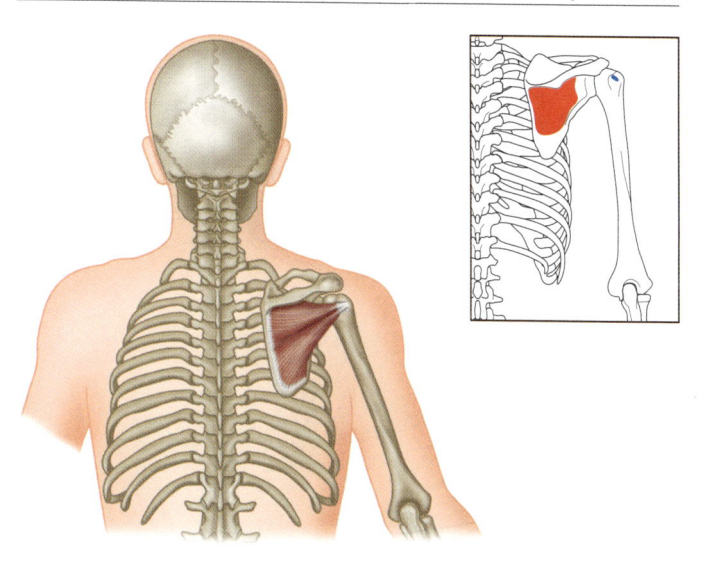

Infraespinal

Do latim, *infra*, abaixo; e *spina*, espinha.

Origem

Dois terços mediais da fossa infraespinal da escápula e fáscia profunda que recobre o músculo.

Inserção

Face média na superfície posterior do tubérculo maior do úmero.

Inervação

Nervo supraescapular – C5 e C6.

Irrigação

Artéria supraescapular via tronco tireocervical (da artéria subclávia). **Artéria circunflexa da escápula** via artéria subescapular (da artéria axilar).

Ação

Rotaciona lateralmente o braço na articulação do ombro (glenoumeral).

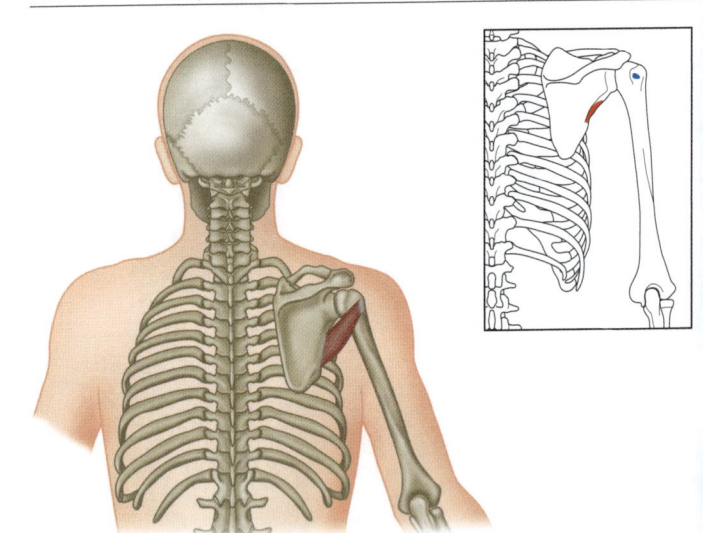

Redondo menor

Do latim, *teres*, arredondado, de forma bem definida; e *minor*, menor.

Origem

Dois terços superiores de uma faixa óssea na face posterior da escápula, imediatamente adjacente à margem lateral da escápula.

Inserção

Face inferior do tubérculo maior do úmero.

Inervação

Nervo axilar – C5 e C6.

Irrigação

Artéria circunflexa da escápula via artéria subescapular (da artéria axilar).

Ação

Rotaciona lateralmente o braço na articulação do ombro (glenoumeral).

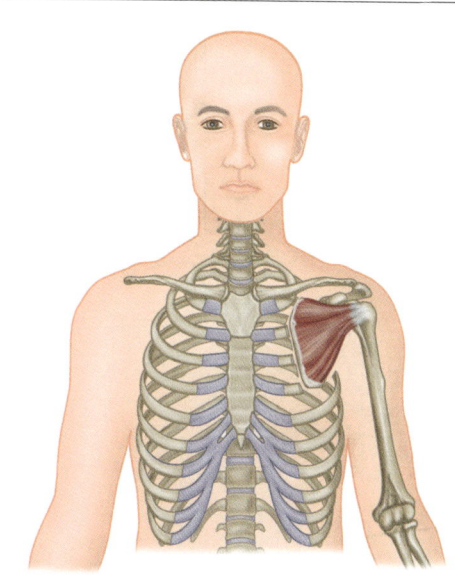
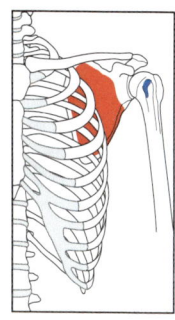

Subescapular

Do latim, *sub*, sob; e *scapularis*, relativo à escapula.

Origem

Dois terços mediais da fossa subescapular.

Inserção

Tubérculo menor do úmero.

Inervação

Nervos subescapulares superior e inferior – C5, C6, (C7).

Irrigação

Artéria supraescapular (da artéria subclávia).

Ação

Rotaciona medialmente o braço na articulação do ombro (glenoumeral).

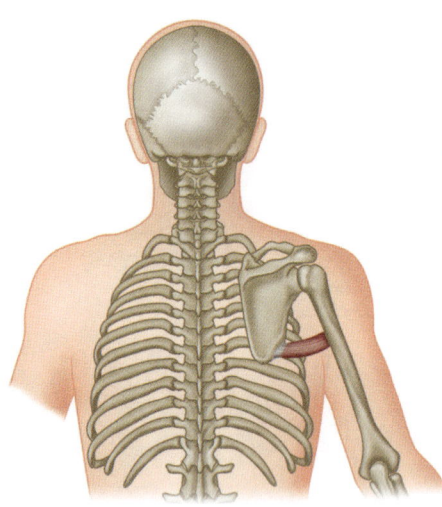
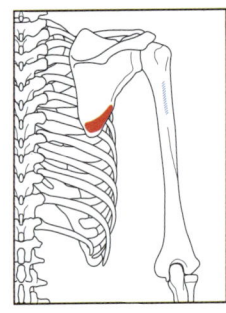

Redondo maior

Do latim, *teres*, arredondado, de forma bem definida; e *major*, maior.

Origem

Área oval no terço inferior da face posterior do ângulo inferior da escápula.

Inserção

Crista do tubérculo menor na face anterior do úmero.

Inervação

Nervo subescapular inferior – C5 a C7.

Irrigação

Artéria circunflexa da escápula via artéria subescapular (da artéria axilar).

Ação

Rotaciona medialmente e estende o braço na articulação do ombro (glenoumeral).

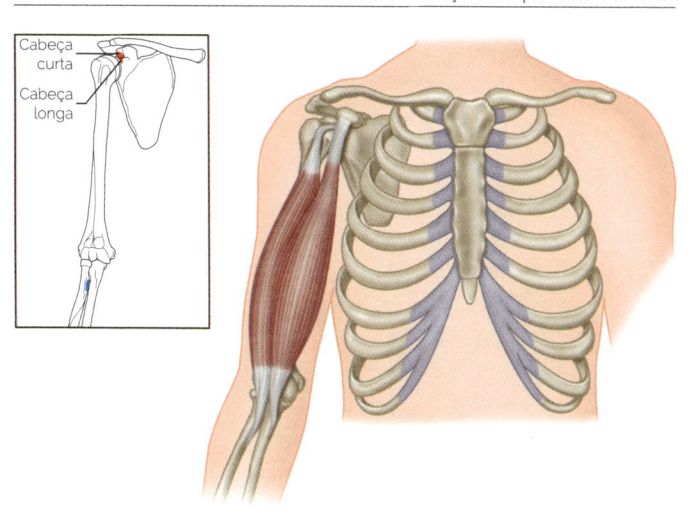

Bíceps braquial

Do latim, *biceps*, que possui duas cabeças; e *brachii*, do braço.

Origem

Cabeça longa
Tubérculo supraglenoidal da escápula.
Cabeça curta
Extremidade do processo coracoide.

Inserção

Tuberosidade do rádio.

Inervação

Nervo musculocutâneo – C5 e C6.

Irrigação

Artéria braquial (continuação da artéria axilar).

Ação

Poderoso flexor do antebraço na articulação do cotovelo. Supina o antebraço. Flexor acessório do braço na articulação do ombro (glenoumeral).

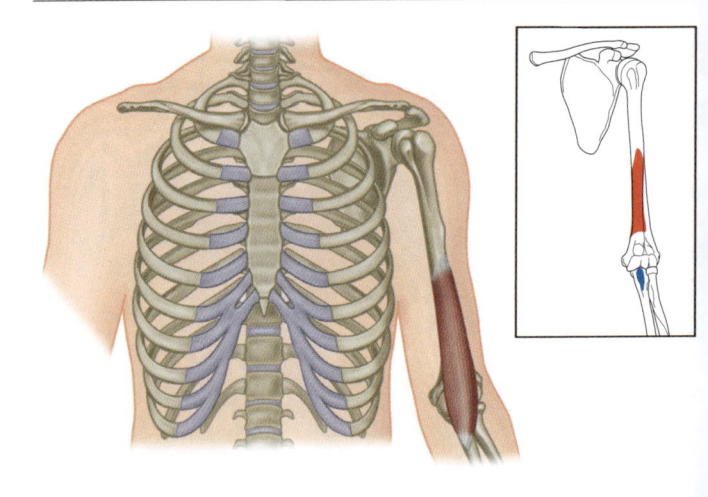

Braquial

Do latim, *brachialis*, relativo ao braço.

radial (C7) para a parte lateral do músculo.

Origem

Faces anteromedial e anterolateral do úmero; septos intermusculares adjacentes.

Inserção

Tuberosidade da ulna.

Inervação

Nervo musculocutâneo – C5 e C6. Pequena contribuição do nervo

Irrigação

Artéria braquial (continuação da artéria axilar).
Artéria recorrente radial (da artéria radial).

Ação

Poderoso flexor do antebraço na articulação do cotovelo.

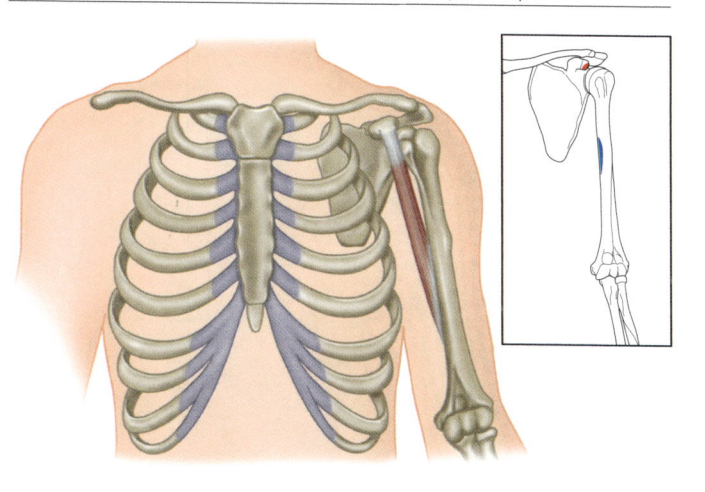

Coracobraquial

Do grego, *korakoeides*, semelhante a corvo. Do latim, *brachialis*, relativo ao braço.

Origem

Extremidade do processo coracoide.

Inserção

Terço médio da face medial do úmero.

Inervação

Nervo musculocutâneo – C5 a C7.

Irrigação

Artéria braquial (continuação da artéria axilar).

Ação

Flexor do braço na articulação do ombro (glenoumeral).

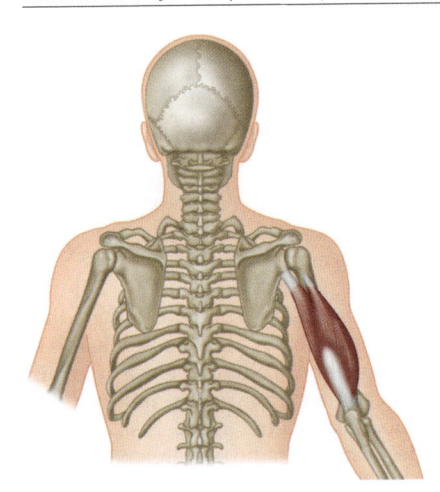
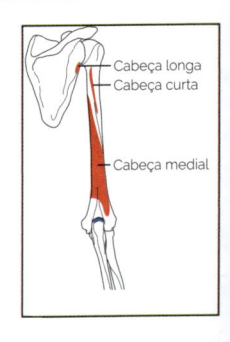

Cabeça longa
Cabeça curta
Cabeça medial

Tríceps braquial

Do latim, *triceps*, que possui três cabeças; e *brachii*, do braço.

Origem

Cabeça longa
Tubérculo infraglenoidal da escápula.
Cabeça medial
Face posterior do úmero (inferior e medial ao sulco do nervo radial).
Cabeça curta (lateral)
Face posterior do úmero (superior e lateral ao sulco do nervo radial).

Inserção

Face posterior do olécrano da ulna.

Inervação

Nervo radial – C6 a C8.

Irrigação

Artéria braquial profunda (via artéria braquial como continuação da artéria axilar).

Ação

Estende o antebraço na articulação do cotovelo. A cabeça longa também pode estender e aduzir o braço na articulação do ombro (glenoumeral).

7

Músculos do antebraço e da mão

O antebraço, localizado entre as articulações do cotovelo e do punho, contém dois ossos longos e paralelos – a ulna e o rádio. A ulna, o mais longo e maior dos dois ossos, ocupa posição medial no antebraço; o rádio é ligeiramente mais curto, mais delgado e está localizado lateralmente no antebraço. No cotovelo, a extremidade proximal da ulna apresenta sua largura máxima e a extremidade proximal do rádio a sua menor largura. Essa diferença inverte-se nas extremidades distais: o rádio se alarga para compor a maior parte da articulação do punho, com a ulna – agora muito mais estreita – e os ossos carpais.

Em corte transversal, o antebraço pode ser dividido em compartimentos anterior e posterior.

O compartimento anterior contém os **flexores do antebraço**, dispostos em camadas superficial, média e profunda.

Seguindo um padrão semelhante de camadas superficial e profunda, mas, nesse caso, com músculos originados no epicôndilo lateral, o compartimento posterior contém os **extensores** do punho e dos dedos, que atuam como antagonistas dos músculos flexores. Em geral, os extensores são um pouco mais fracos do que os flexores aos quais se opõem.

O principal papel da mão é segurar e manipular, com grupos musculares divididos em **intrínsecos** e **extrínsecos**. Os **músculos extrínsecos** apresentam origem mais proximal no antebraço e se inserem na mão por longos tendões a fim de proporcionar movimentos grosseiros. Os **músculos intrínsecos**, localizados na própria mão, são responsáveis pelo controle fino dos movimentos complexos dos dedos.

Os músculos das eminências tenar e hipotenar desempenham um papel na coordenação de diversos movimentos do polegar e do dedo mínimo, incluindo a oposição entre os dedos.

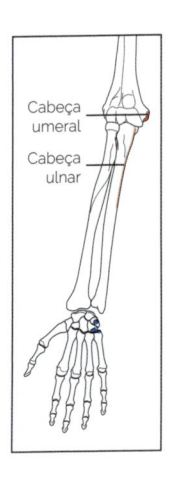
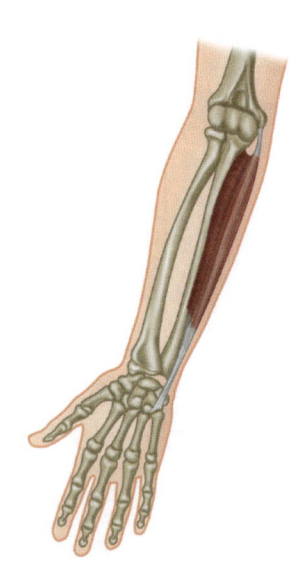

Cabeça umeral

Cabeça ulnar

Flexor ulnar do carpo

Do latim, *flectere*, flexionar; *carpi*, do punho; e *ulnaris*, relativo ao cotovelo/braço.

Origem

Cabeça umeral
Epicôndilo medial do úmero.
Cabeça ulnar
Margem medial do olécrano e margem posterior dos dois terços proximais da ulna.

Inserção

Pisiforme. Hâmulo do hamato. Base do quinto metacarpal.

Inervação

Nervo ulnar – C7, C8 e T1.

Irrigação

Artéria ulnar (da artéria braquial)

Ação

Flexiona e aduz a articulação do punho.

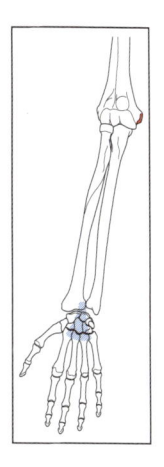
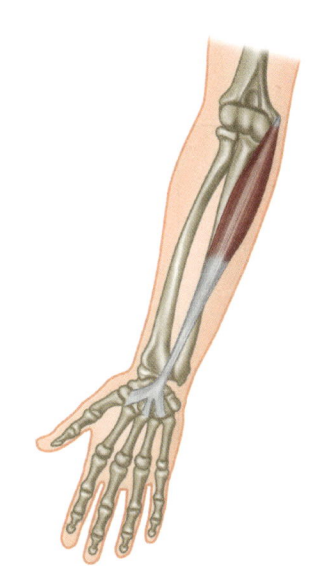

Palmar longo

Do latim, *palmaris*, relativo à palma; e *longus*, longo.

Origem

Epicôndilo medial do úmero.

Inserção

Aponeurose palmar da mão.

Inervação

Nervo mediano – (C6), C7 e C8.

Irrigação

Artéria ulnar (da artéria braquial).

Ação

Flexiona a articulação do punho. Tensiona a aponeurose palmar.

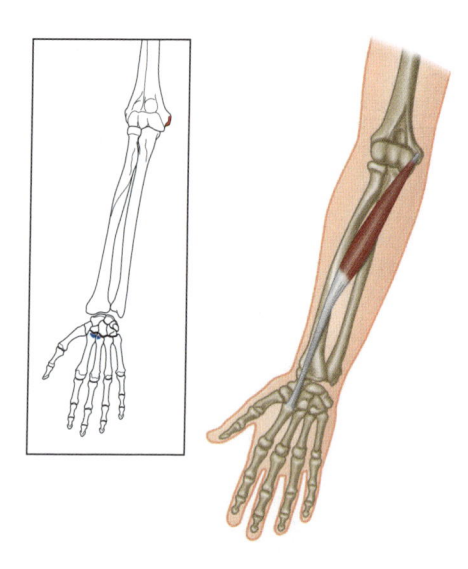

Flexor radial do carpo

Do latim, *flectere*, flexionar; *carpi*, do punho; e *radius*, estaca, raio de roda.

Origem

Epicôndilo medial do úmero.

Inserção

Bases do segundo e terceiro metacarpais.

Inervação

Nervo mediano – C6 e C7.

Irrigação

Artérias ulnar e radial (da artéria braquial).

Ação

Flexiona e abduz a articulação do punho.

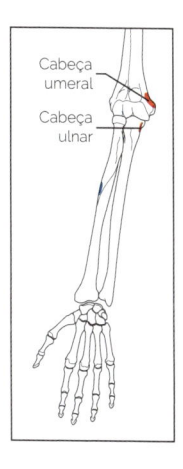

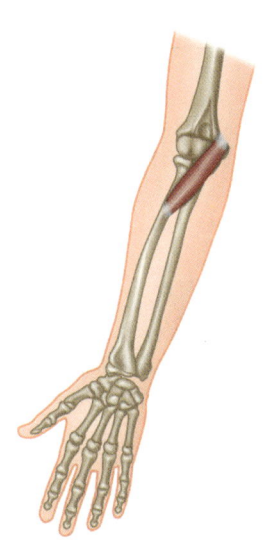

Pronador redondo

Do latim, *pronare*, virar para baixo; *teres*, arredondado, de forma bem definida.

Origem

Cabeça umeral
Epicôndilo medial e crista supraepicondilar medial do úmero.
Cabeça ulnar
Margem medial do processo coronoide da ulna.

Inserção

Parte média da face lateral do rádio (tuberosidade para o músculo pronador).

Inervação

Nervo mediano – C6 e C7.

Irrigação

Artéria ulnar (da artéria braquial).
Ramo anterior da artéria recorrente ulnar da artéria ulnar.

Ação

Prona o antebraço.

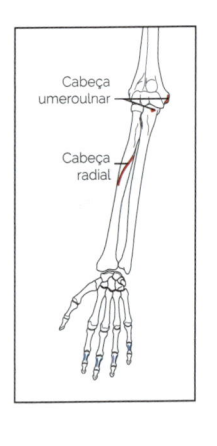
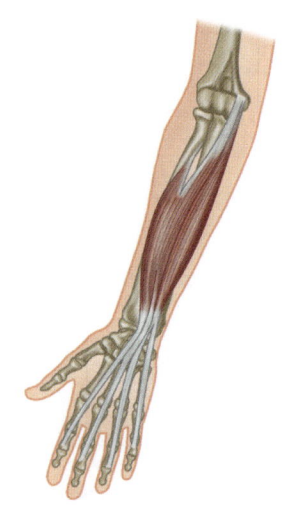

Cabeça
umeroulnar

Cabeça
radial

Flexor superficial dos dedos

Do latim, *flectere*, flexionar; *digitorum*, dos dedos; e *superficialis*, na superfície.

Origem

Cabeça umeroulnar
Epicôndilo medial do úmero. Margem adjacente do processo coronoide.
Cabeça radial
Parte proximal da margem anterior do rádio (linha oblíqua).

Inserção

Quatro tendões se dividem em dois ramos, cada um dos quais se insere nos lados das falanges médias dos quatro dedos mediais.

Inervação

Nervo mediano – C8 e T1.

Irrigação

Artéria ulnar (da artéria braquial)

Ação

Flexiona as articulações interfalângicas proximais dos dedos indicador, médio, anular e mínimo; também pode flexionar a articulações metacarpofalângicas dos mesmos dedos e a articulação do punho.

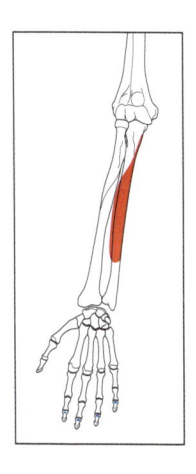 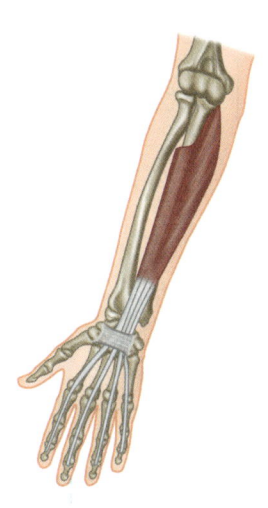

Flexor profundo dos dedos

Do latim, *flectere*, flexionar; *digitorum*, dos dedos; e *profundus*, profundo.

Origem

Faces medial e anterior da ulna. Metade medial da membrana interóssea do antebraço.

Inserção

Quatro tendões, que se fixam nas faces palmares das falanges distais dos dedos indicador, médio, anular e mínimo.

Inervação

Metade medial do músculo, destinada aos dedos mínimo e anular
Nervo ulnar – C8 e T1.

Metade lateral do músculo, destinada aos dedos indicador e médio
Ramo interósseo anterior do nervo mediano – C8 e T1.

Irrigação

Artéria ulnar (da artéria braquial).
Artéria interóssea anterior (da artéria ulnar).

Ação

Flexiona as articulações interfalângicas distais dos dedos indicador, médio, anular e mínimo; também pode flexionar as articulações metacarpofalângicas dos mesmos dedos e a articulação do punho.

145

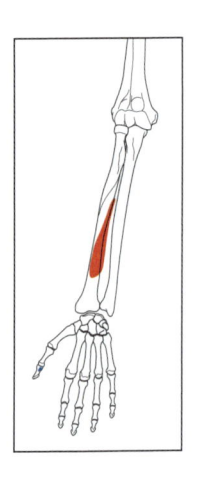
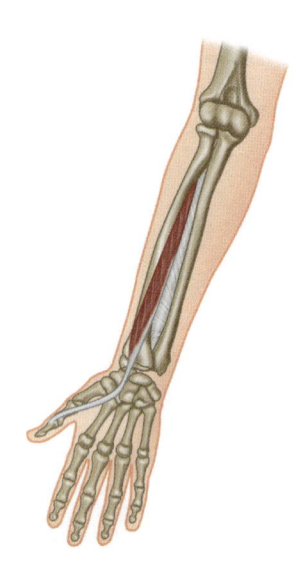

Flexor longo do polegar

Do latim, *flectere*, flexionar; *pollicis*, do polegar; e *longus*, longo.

Origem

Face anterior do corpo do rádio. Metade lateral da membrana interóssea do antebraço.

Inserção

Face palmar da base da falange distal do polegar.

Inervação

Ramo interósseo anterior do nervo mediano – (C6), C7 e C8.

Irrigação

Artéria interóssea anterior (da artéria ulnar).

Ação

Flexiona a articulação interfalângica do polegar. Auxilia na flexão da articulação metacarpofalângica do polegar.

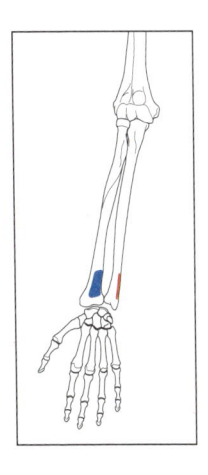

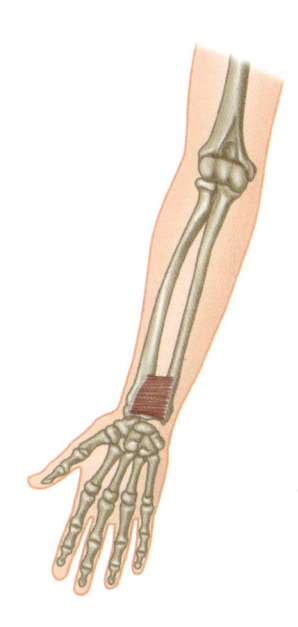

Pronador quadrado

Do latim, *pronare*, virar para baixo; e *quadratus*, quadrado.

Origem

Saliência linear na parte distal da face anterior da ulna.

Inserção

Parte distal da face anterior do rádio.

Inervação

Ramo interósseo anterior do nervo mediano – C7 e C8.

Irrigação

Artéria interóssea anterior (da artéria ulnar).

Ação

Prona o antebraço e a mão. Ajuda a manter o rádio e a ulna juntos e assim reduzir o estresse na articulação radiulnar distal.

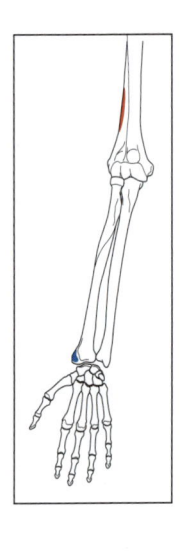
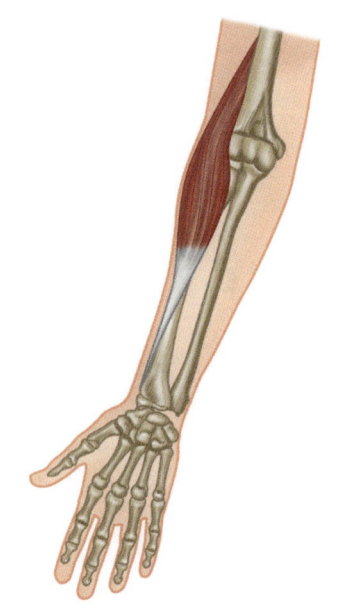

Braquiorradial

Do latim, *brachium*, braço; e *radius*, estaca, raio de roda.

Origem

Parte proximal da crista supraepicondilar lateral do úmero e septo intermuscular adjacente.

Inserção

Face lateral da extremidade distal do rádio, imediatamente superior ao processo estiloide.

Inervação

Nervo radial – C5 e C6.

Irrigação

Ramo recorrente radial da artéria radial (da artéria braquial).

Ação

Flexor acessório da articulação do cotovelo quando o antebraço está semipronado.

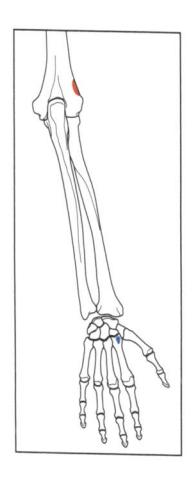

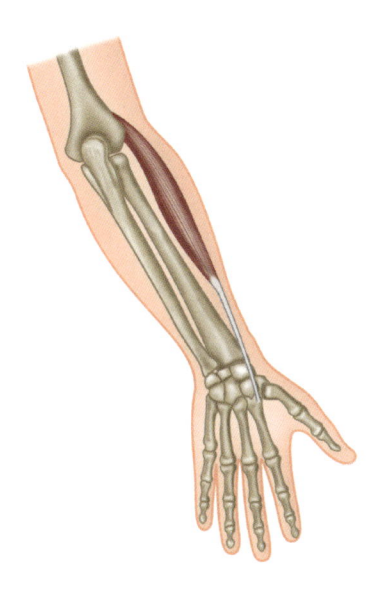

Extensor radial longo do carpo

Do latim, *extendere*, estender; *carpi*, do punho; *radius*, estaca, raio de roda; e *longus*, longo.

Origem

Parte distal da crista supraepicondilar lateral do úmero e septo intermuscular adjacente.

Inserção

Face dorsal da base do segundo metacarpal.

Inervação

Nervo radial – C6 e C7.

Irrigação

Artéria radial (da artéria braquial).

Ação

Estende e abduz a articulação do punho.

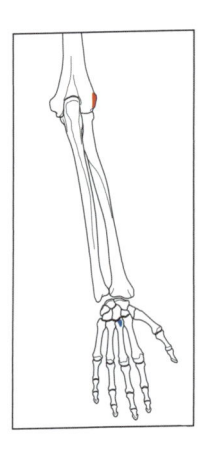
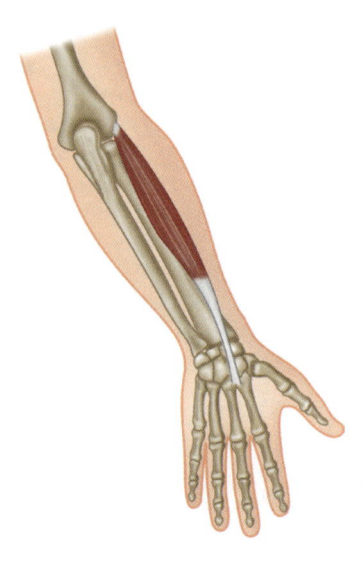

Extensor radial curto do carpo

Do latim, *extendere*, estender; *carpi*, do punho; *radius*, estaca, raio de roda; e *brevis*, curto.

Origem

Epicôndilo lateral do úmero e septo intermuscular adjacente.

Inserção

Face dorsal da base do segundo e terceiro metacarpais.

Inervação

Nervo radial – C7 e C8.

Irrigação

Artéria radial (da artéria braquial).

Ação

Estende e abduz a articulação do punho.

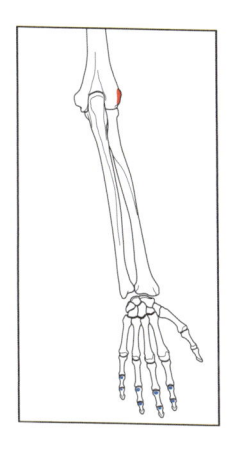

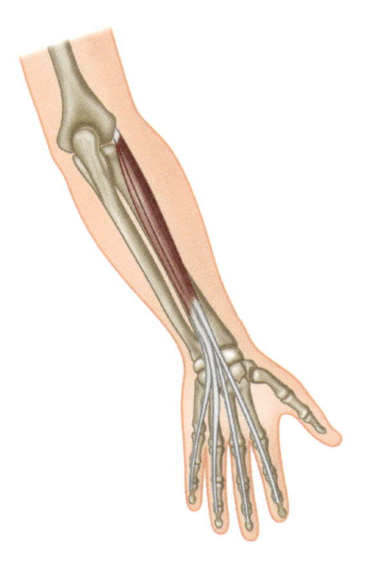

Extensor dos dedos

Do latim, *extendere*, estender; e *digitorum*, dos dedos.

Origem

Epicôndilo lateral do úmero, septo intermuscular adjacente e fáscia do antebraço.

Inserção

Quatro tendões, que se inserem por meio de expansões (capuzes) extensoras nas faces dorsais das bases das falanges médias e distais dos dedos indicador, médio, anular e mínimo.

Inervação

Nervo interósseo posterior – C7 e C8.

Irrigação

Artérias recorrente interóssea e interóssea posterior via artéria interóssea comum (da artéria ulnar).

Ação

Estende os dedos indicador, médio, anular e mínimo; também pode estender a articulação do punho.

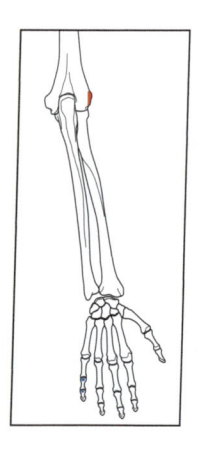
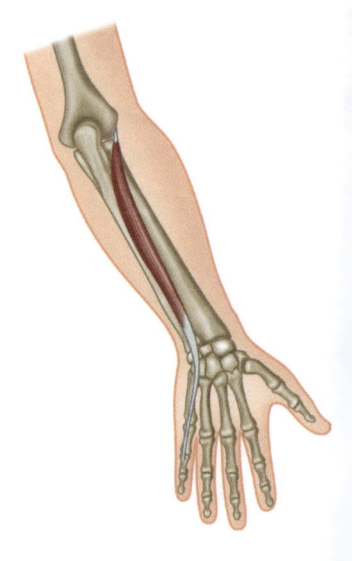

Extensor do dedo mínimo

Do latim, *extendere*, estender; *digiti*, do dedo; *minimi*, do menor.

Origem

Epicôndilo lateral do úmero e septo intermuscular adjacente junto com o extensor dos dedos.

Inserção

Expansão (capuz) extensora do dedo mínimo.

Inervação

Nervo interósseo posterior – C6 a C8.

Irrigação

Artéria recorrente interóssea via artéria interóssea comum (da artéria ulnar).

Ação

Estende o dedo mínimo.

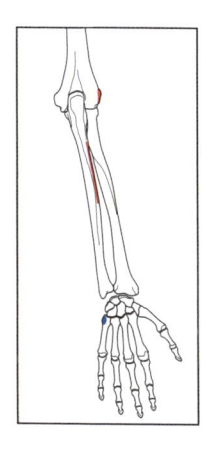
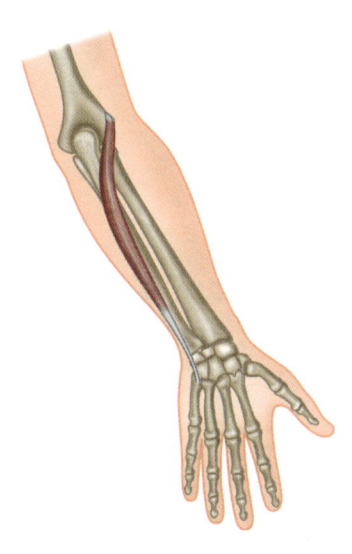

Extensor ulnar do carpo

Do latim, *extendere*, estender; *carpi*, do punho; e *ulnaris*, relativo a cotovelo/braço.

Origem

Epicôndilo lateral do úmero e margem posterior da ulna.

Inserção

Tubérculo na face medial da base do quinto metacarpal.

Inervação

Nervo interósseo posterior – C6 a C8.

Irrigação

Artéria ulnar (da artéria braquial).

Ação

Estende e aduz a articulação do punho.

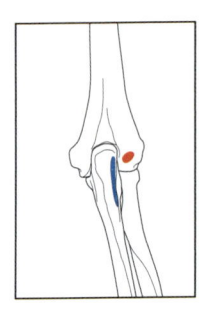
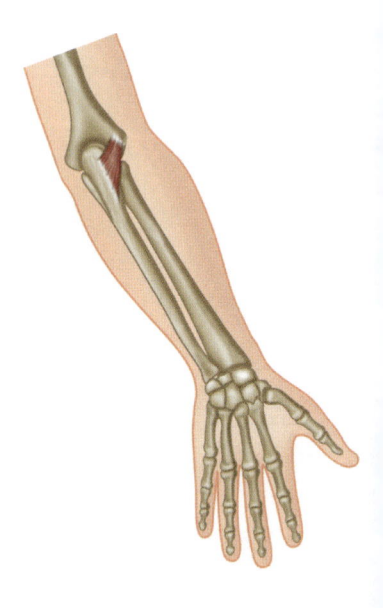

Ancôneo

Do grego, *agkon*, cotovelo.

Origem

Epicôndilo lateral do úmero.

Inserção

Face lateral do olécrano e parte proximal da face posterior da ulna.

Inervação

Nervo radial – C6 a C8.

Irrigação

Ramo colateral médio da artéria braquial profunda (da artéria ulnar).
Artéria recorrente interóssea via artéria interóssea comum (da artéria ulnar).

Ação

Abduz a ulna durante a pronação. Extensor acessório da articulação do cotovelo.

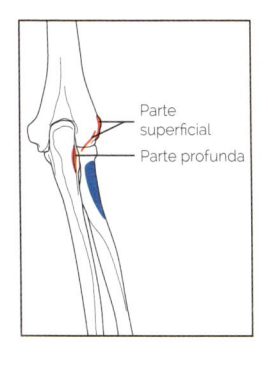

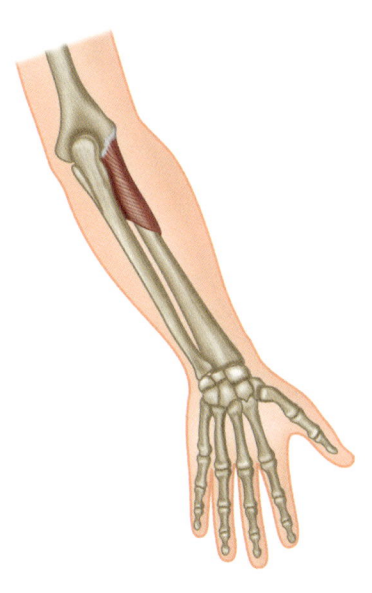

Supinador

Do latim, *supinus*, em decúbito dorsal.

Origem

Parte superficial
Epicôndilo lateral do úmero.
Ligamentos colateral radial e anular do rádio.
Parte profunda
Crista do músculo supinador da ulna.

Inserção

Face lateral do rádio, superiormente à parte proximal da margem anterior.

Inervação

Nervo interósseo posterior – C5, C6 e (C7).

Irrigação

Artéria recorrente interóssea via artéria interóssea comum (da artéria ulnar).
Às vezes, também é irrigado pela artéria recorrente radial.

Ação

Supina o antebraço.

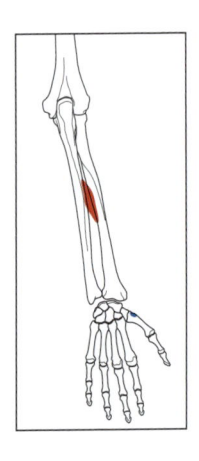
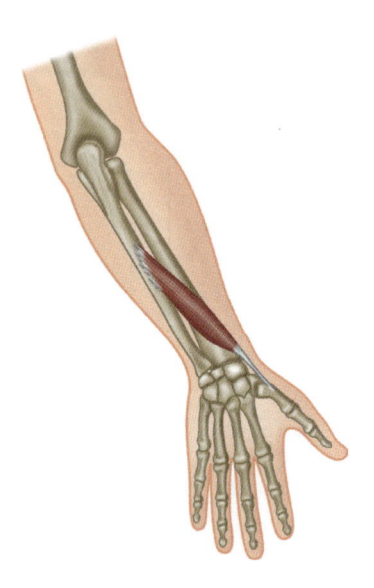

Abdutor longo do polegar

Do latim, *abducere*, afastar de; *pollicis*, do polegar; e *longus*, longo.

Origem

Faces posteriores da ulna e do rádio, distal às inserções do supinador e do ancôneo. Membrana interóssea adjacente.

Inserção

Face lateral da base do primeiro metacarpal.

Inervação

Nervo interósseo posterior – C7 e C8.

Irrigação

Artéria interóssea posterior via artéria interóssea comum (da artéria ulnar).

Ação

Abduz a articulação carpometacarpal do polegar. Extensor acessório do polegar.

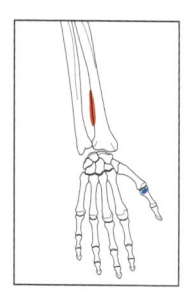

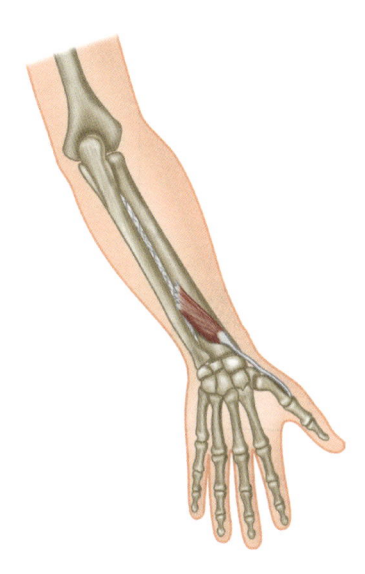

Extensor curto do polegar

Do latim, *extendere*, estender; *pollicis*, do polegar; e *brevis*, curto.

Origem

Face posterior do rádio, distal à origem do abdutor longo do polegar. Membrana interóssea adjacente.

Inserção

Face dorsal da base da falange proximal do polegar.

Inervação

Nervo interósseo posterior – C7 e C8.

Irrigação

Artéria interóssea posterior via artéria interóssea comum (da artéria ulnar).

Ação

Estende a articulação metacarpofalângica do polegar. Também pode estender a articulação carpometacarpal do polegar.

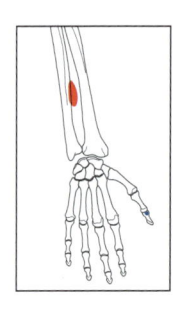

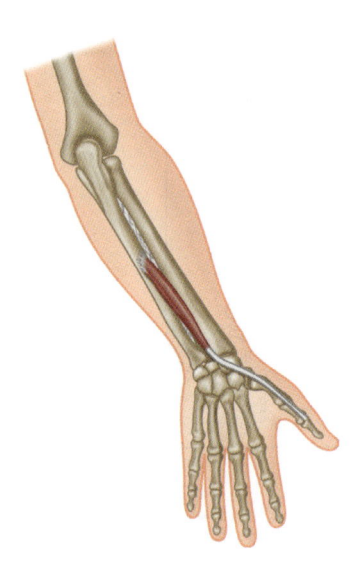

Extensor longo do polegar

Do latim, *extendere*, estender; *pollicis*, do polegar; e *longus*, longo.

Origem

Face posterior da ulna, distal ao abdutor longo do polegar. Membrana interóssea adjacente.

Inserção

Face dorsal da base da falange distal do polegar.

Inervação

Nervo interósseo posterior – C7 e C8.

Irrigação

Artéria interóssea posterior via artéria interóssea comum (da artéria ulnar).

Ação

Estende a articulação interfalângica do polegar. Também pode estender as articulações carpometacarpal e metacarpofalângica do polegar.

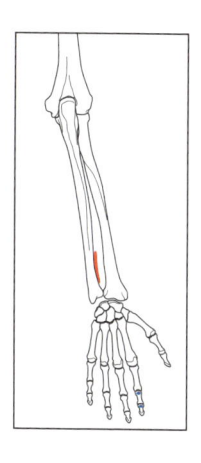
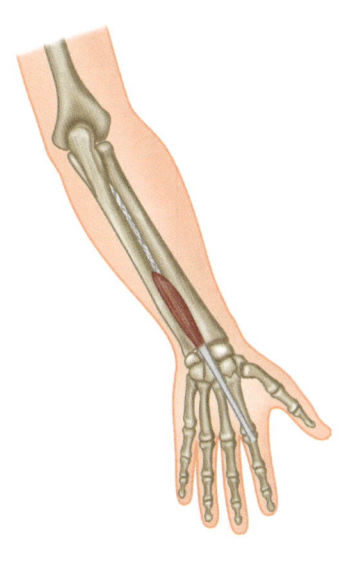

Extensor do indicador

Do latim, *extendere*, estender; e *indicis*, do dedo indicador.

Origem

Face posterior da ulna, distal ao extensor longo do polegar. Membrana interóssea adjacente.

Inserção

Expansão (capuz) extensora do dedo indicador.

Inervação

Nervo interósseo posterior – C7 e C8.

Irrigação

Artéria interóssea posterior via artéria interóssea comum (da artéria ulnar).

Ação

Estende o dedo indicador.

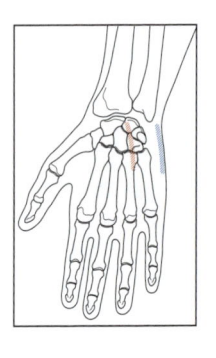

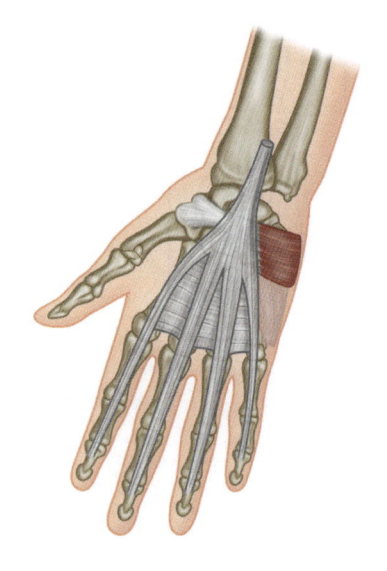

Palmar curto

Do latim, *palmaris*, relativo à palma; e *brevis*, curto.

Origem

Aponeurose palmar. Retináculo dos músculos flexores.

Inserção

Pele da margem medial da mão.

Inervação

Ramo superficial do nervo ulnar – (C7), C8 e T1.

Irrigação

Artéria ulnar (da artéria braquial).

Ação

Melhora a preensão palmar.

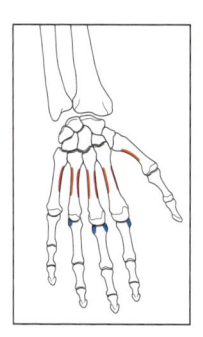

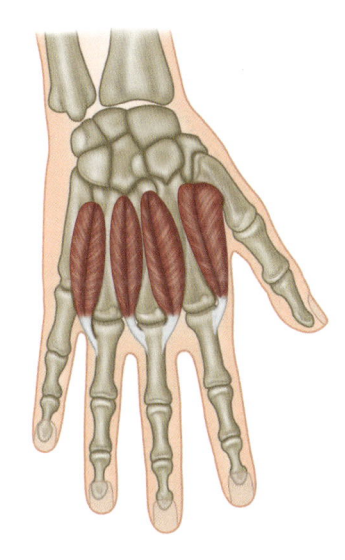

Interósseos dorsais

Do latim, *dorsalis*, relativo ao dorso; e *interosseus*, entre os ossos.

Origem

Por duas cabeças, cada uma a partir de faces adjacentes dos ossos metacarpais.

Inserção

Expansão extensora e bases das falanges proximais dos dedos indicador, médio e anular.

Inervação

Ramo profundo do nervo ulnar – C8 e T1.

Irrigação

Artérias metacarpais dorsais e as artérias metacarpais palmares do arco palmar profundo.

Ação

Abduz os dedos indicador, médio e anular nas articulações metacarpofalângicas.

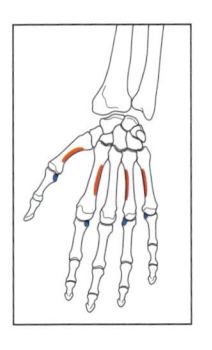

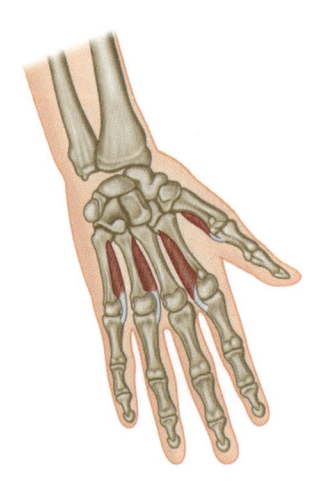

Interósseos palmares

Do latim, *palmaris*, relativo à palma; e *interosseus*, entre os ossos.

Origem

Faces mediais ou laterais dos ossos metacarpais.

Inserção

Expansão extensora do polegar, indicador, anular e mínimo; falange proximal do polegar.

Inervação

Ramo profundo do nervo ulnar – C8 e T1.

Irrigação

Artérias metacarpais palmares do arco palmar profundo.

Ação

Aduz o polegar, indicador, anular e mínimo nas articulações metacarpofalângicas.

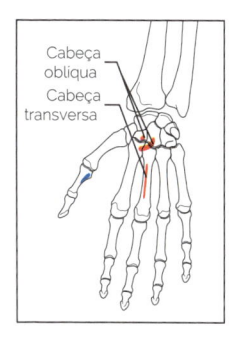

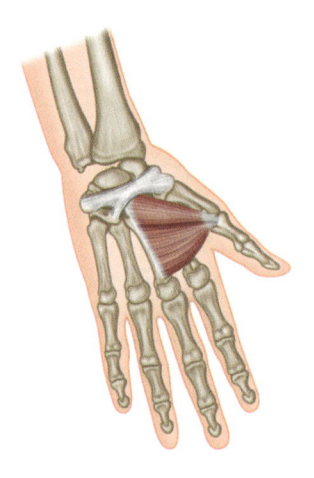

Adutor do polegar

Do latim, *adducere*, aproximar de; e *pollicis*, do polegar.

Origem

Cabeça transversa
Faces palmar do terceiro metacarpal.
Cabeça oblíqua
Capitato e bases do segundo e terceiro metacarpais.

Inserção

Base da falange proximal do polegar e expansão extensora do polegar.

Inervação

Ramo profundo do nervo ulnar – C8 e T1.

Irrigação

Artérias metacarpais palmares do arco palmar profundo (da artéria radial).

Ação

Aduz o polegar.

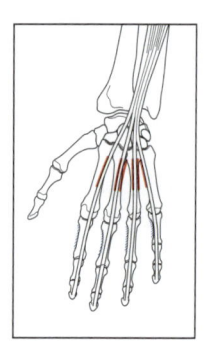

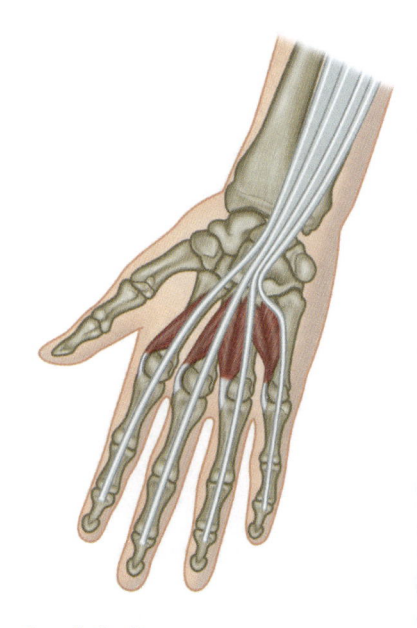

Lumbricais

Do latim, *lumbricus*, minhoca, verme.

Origem

Tendões do músculo flexor profundo dos dedos.

Inserção

Expansão extensora dos dedos indicador, médio, anular e mínimo.

Inervação

Lumbricais laterais (primeiro e segundo)
Ramos digitais do nervo mediano.
Lumbricais mediais (terceiro e quarto)
Ramo profundo do nervo ulnar.

Irrigação

Artérias metacarpais palmares do arco palmar profundo.

Ação

Estendem as articulações interfalângicas e, simultaneamente, flexionam as articulações metacarpofalângicas.

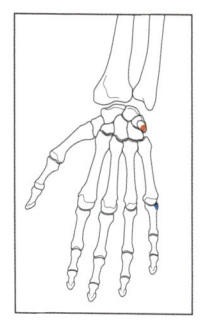

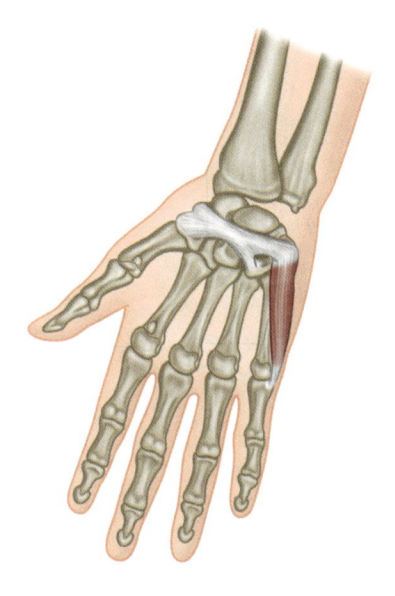

Abdutor do dedo mínimo

Do latim, *abducere*, afastar de; *digiti*, do dedo; e *minimi*, do menor.

Origem

Pisiforme, ligamento piso-hamato e tendão do músculo flexor ulnar do carpo.

Inserção

Falange proximal do dedo mínimo.

Inervação

Ramo profundo do nervo ulnar – (C7), C8 e T1.

Irrigação

Ramos palmares profundos da artéria ulnar (da artéria braquial).

Ação

Abduz o dedo mínimo na articulação metacarpofalângica. Um músculo surpreendentemente poderoso, que entra em ação sobretudo quando os dedos estão afastados para segurar um objeto grande.

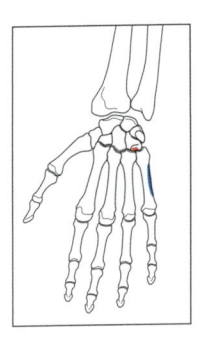

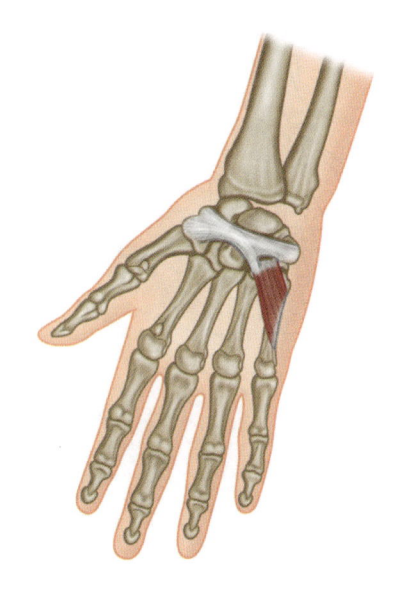

Oponente do dedo mínimo

Do latim, *opponens*, oposto; *digiti*, do dedo; e *minimi*, do menor.

Origem

Hâmulo do osso hamato. Retináculo dos músculos flexores.

Inserção

Ao longo de toda a margem medial (ulnar) do quinto metacarpal.

Inervação

Ramo profundo do nervo ulnar – (C7), C8 e T1.

Irrigação

Ramos palmares profundos da artéria ulnar (da artéria braquial).

Ação

Rotaciona lateralmente o quinto metacarpal.

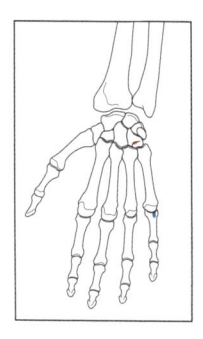

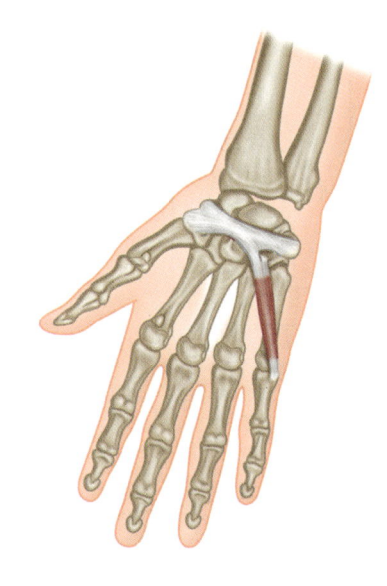

Flexor curto do dedo mínimo

Do latim, *flectere*, flexionar; *digiti*, do dedo; *minimi*, do menor; e *brevis*, curto.

Origem

Hâmulo do osso hamato. Retináculo dos músculos flexores.

Inserção

Falange proximal do dedo mínimo.

Inervação

Ramo profundo do nervo ulnar – (C7), C8 e T1.

Irrigação

Artéria ulnar (da artéria braquial).

Ação

Flexiona o dedo mínimo na articulação metacarpofalângica.

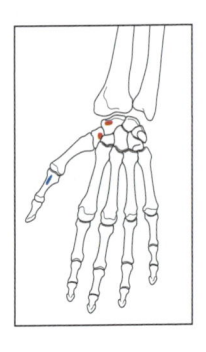

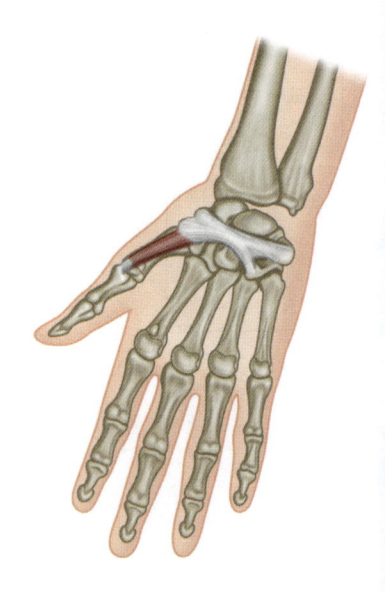

Abdutor curto do polegar

Do latim, *abducere*, afastar de; *pollicis*, do polegar; e *brevis*, curto.

Origem

Tubérculos do trapézio e do escafoide; retináculo dos músculos flexores adjacentes.

Inserção

Falange proximal e expansão extensora do polegar.

Inervação

Ramo recorrente do nervo mediano – C8 e T1.

Irrigação

Ramos palmares superficiais da artéria radial (da artéria braquial).

Ação

Abduz o polegar na articulação metacarpofalângica.

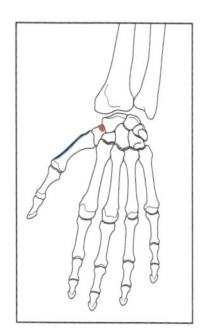

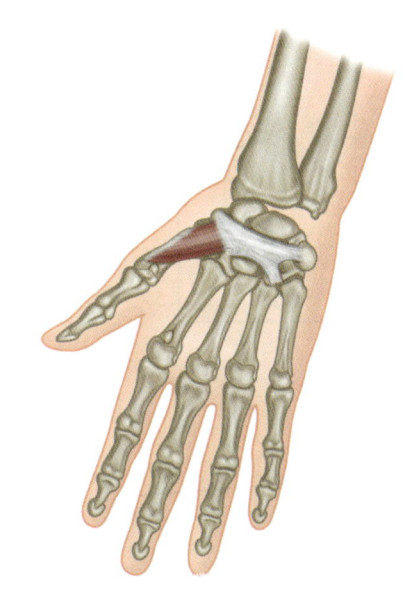

Oponente do polegar

Do latim, *opponens*, oposto; e *pollicis*, do polegar.

Origem

Retináculo dos músculos flexores. Tubérculo do trapézio.

Inserção

Ao longo de toda a margem lateral (radial) do primeiro metacarpal.

Inervação

Ramo recorrente do nervo mediano – C8 e T1.

Irrigação

Ramos palmares superficiais da artéria radial (da artéria braquial).

Ação

Rotaciona medialmente o polegar.

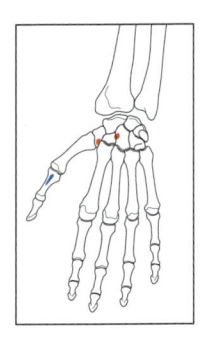 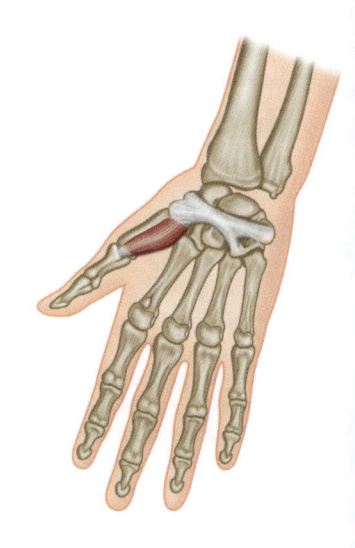

Flexor curto do polegar

Do latim, *flectere*, flexionar; *pollicis*, do polegar; e *brevis*, curto.

Origem

Retináculo dos músculos flexores. Tubérculo do trapézio.

Inserção

Falange proximal do polegar.

Inervação

Ramo recorrente do nervo mediano – C8 e T1.

Irrigação

Ramos palmares superficiais da artéria radial (da artéria braquial).

Ação

Flexiona o polegar na articulação metacarpofalângica.

8

Músculos do quadril e da coxa

Os músculos do quadril e da coxa não apenas fornecem estabilidade, mas também movimento e força; dependendo de suas localizações e funções, esses músculos podem ser divididos em quatro grupos – anterior, adutor, abdutor e posterior.

O **grupo muscular anterior**, responsável por flexionar a coxa no quadril, inclui:

- **Iliopsoas**, composto por dois músculos: **psoas maior** e **ilíaco** (ver Cap. 5).
- **Quadríceps femoral**, composto por quatro músculos (o nome significa aquele que possui quatro cabeças). **reto femoral, vasto intermédio, vasto lateral** e **vasto medial**.

O **grupo muscular adutor**, no lado medial da coxa, inclui:

- **Adutor longo, adutor curto, adutor magno, pectíneo** e **grácil**.

O **grupo muscular abdutor**, na região lateral da coxa, inclui:

- **Piriforme, gêmeo superior, gêmeo inferior, tensor da fáscia lata, sartório, glúteo médio** e **glúteo mínimo**.

O **grupo muscular posterior** inclui:

- **Glúteo máximo** (o músculo mais volumoso do corpo).
- **Músculos posteriores da coxa: bíceps femoral, semimembranáceo** e **semitendíneo**.

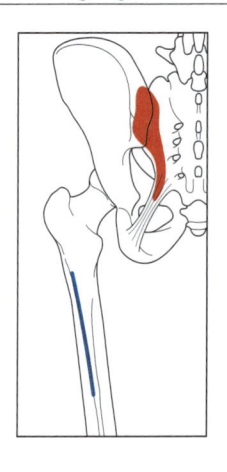
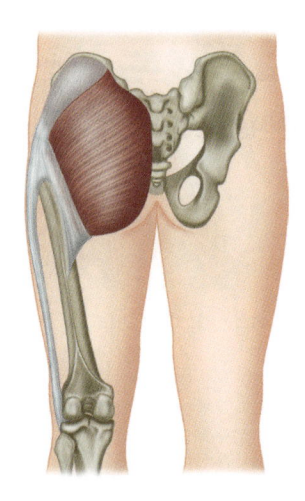

Glúteo máximo

Do grego, *gloutos*, nádega. Do latim, *maximus*, o maior.

Origem

Fáscia que recobre o glúteo médio, face glútea (externa) do ílio posterior à linha glútea posterior, fáscia do eretor da espinha, parte inferior da face dorsal do sacro, margem lateral do cóccix, face externa do ligamento sacrotuberal.

Inserção

Parte posterior do trato iliotibial da fáscia lata. Tuberosidade glútea na parte proximal do fêmur.

Inervação

Nervo glúteo inferior – L5, S1 e S2.

Irrigação

Artérias glúteas inferior e superior via artéria ilíaca interna (ramo da artéria ilíaca comum da parte abdominal da aorta). **Primeiro ramo perfurante da artéria femoral profunda** (via artéria ilíaca externa).

Ação

Poderoso extensor do fêmur flexionado na articulação do quadril. Estabilizador lateral das articulações do quadril e do joelho. Rotaciona lateralmente e abduz a coxa.

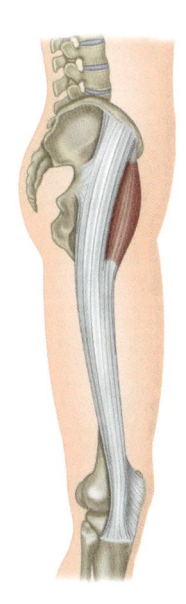
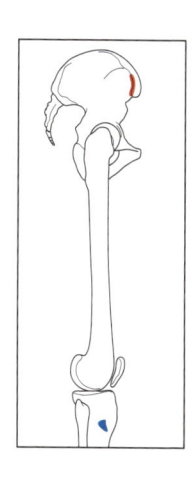

Tensor da fáscia lata

Do latim, *tendere*, esticar, tracionar; *fascia*, faixa; e *lata*, amplo ou lado.

Origem

Lábio externo da crista ilíaca entre a EIAS e o tubérculo ilíaco.

Inserção

Trato iliotibial, que se fixa à região lateral da parte proximal da tíbia.

Inervação

Nervo glúteo superior – L4, L5 e S1.

Irrigação

Artéria glútea superior via artéria ilíaca interna (ramo da artéria ilíaca comum da parte abdominal da aorta).
Artéria circunflexa femoral lateral via artéria femoral profunda (da artéria femoral, continuação da artéria ilíaca externa).

Ação

Estabiliza o joelho durante a extensão.

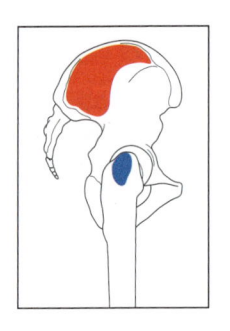 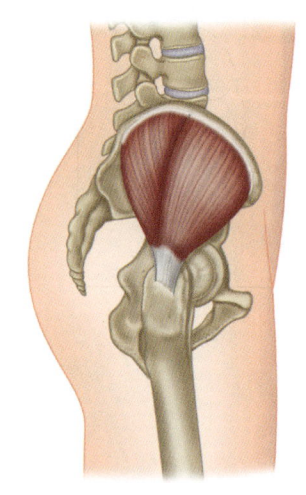

Glúteo médio

Do grego, *gloutos*, nádega. Do latim, *medius*, médio.

Origem

Face glútea (externa) do ílio entre as linhas glúteas anterior e posterior.

Inserção

Crista oblíqua na face lateral do trocanter maior.

Inervação

Nervo glúteo superior – L4, L5 e S1.

Irrigação

Artéria glútea superior via artéria ilíaca interna (ramo da artéria ilíaca comum da parte abdominal da aorta).

Ação

Abduz o fêmur na articulação do quadril. Rotaciona medialmente a coxa. Fixa a pelve sobre o membro de apoio e impede sua queda no lado oposto durante a marcha (marcha de Trendelenburg).

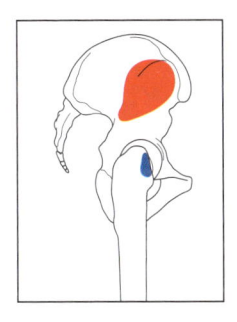

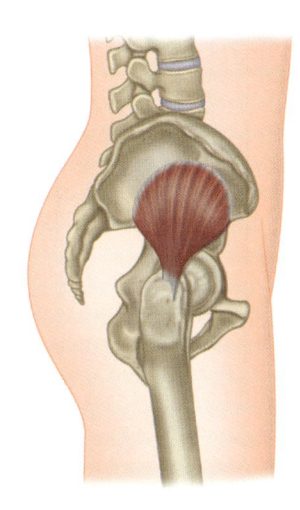

Glúteo mínimo

Do grego, *gloutos*, nádega. Do latim, *minimus*, o menor.

Origem

Face glútea (externa) do ílio entre as linhas glúteas anterior e inferior.

Inserção

Margem anterolateral do trocanter maior.

Inervação

Nervo glúteo superior – L4, L5 e S1.

Irrigação

Artéria glútea superior via artéria ilíaca interna (ramo da artéria ilíaca comum da parte abdominal da aorta).

Ação

Abduz, rotaciona medialmente e pode auxiliar na flexão da articulação do quadril.

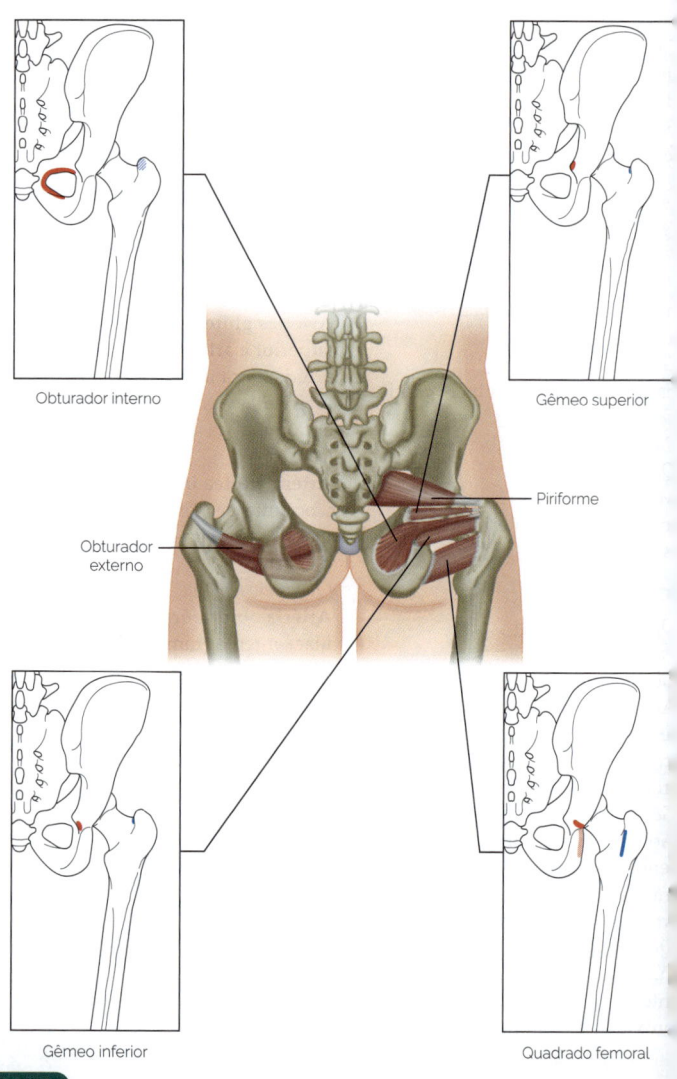

Obturador interno

Gêmeo superior

Piriforme

Obturador externo

Gêmeo inferior

Quadrado femoral

Do latim, *obturare*, obstruir; *internus*, interno; *gemellus*, gêmeo/duplo; *superior*, superior; *inferior*, inferior; *quadratus*, quadrado; e *emoris*, da coxa.

Origem

Obturador interno
Parede anterolateral da pelve verdadeira; face interna da membrana obturadora e osso adjacente.
Gêmeo superior
Face externa da espinha isquiática.
Gêmeo inferior
Parte superior do túber isquiático.
Quadrado femoral
Margem lateral do ísquio, imediatamente anterior ao túber isquiático.

Inserção

Obturador interno
Face medial do trocanter maior.
Gêmeo superior
Ao longo da face superior do tendão do músculo obturador interno e na face medial do trocanter maior com esse tendão.
Gêmeo inferior
Ao longo da face inferior do tendão do músculo obturador interno e na face medial do trocanter maior com esse tendão.
Quadrado femoral
Tubérculo quadrado na crista intertrocantérica da extremidade proximal do fêmur.

Inervação

Obturador interno e gêmeo superior
Nervo para o músculo obturador interno – L5 e S1.
Gêmeo inferior e quadrado femoral
Nervo para o músculo quadrado femoral – L5, S1 e (S2).

Irrigação

Obturador interno
Artérias glúteas inferior e superior e artéria obturatória via artéria ilíaca interna (ramo da artéria ilíaca comum da parte abdominal da aorta).
Gêmeos
Artéria glútea inferior via artéria ilíaca interna (ramo da artéria ilíaca comum da parte abdominal da aorta).
Quadrado femoral
Artéria obturatória via artéria ilíaca interna (ramo da artéria ilíaca comum da parte abdominal da aorta). Também pode ser irrigado pela artéria circunflexa femoral medial (da artéria femoral profunda).

Ação

Rotaciona lateralmente a articulação do quadril. Abduz o fêmur flexionado na articulação do quadril. Ajuda a manter a cabeça do fêmur no acetábulo.

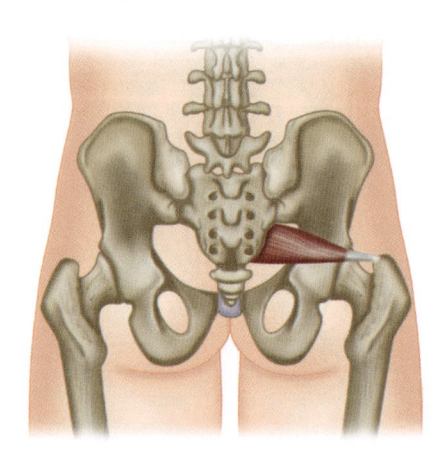
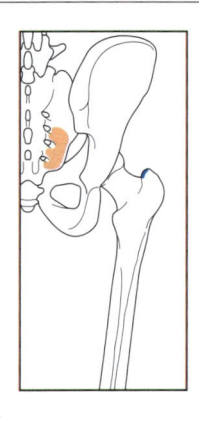

Piriforme

Do latim, *pirum*, pera; e *forma*, forma.

O músculo piriforme deixa a pelve ao passar pelo forame isquiático maior e, assim como o obturador interno, é um músculo da parede pélvica.

Origem

Face pélvica (anterior) do sacro entre os forames sacrais anteriores.

Inserção

Face medial da margem superior do trocanter maior.

Inervação

Ramos dos nervos espinais S1 e S2.

Irrigação

Artérias glúteas inferior e superior via artéria ilíaca interna (ramo da artéria ilíaca comum da parte abdominal da aorta).

Ação

Rotaciona lateralmente o fêmur estendido na articulação do quadril. Abduz o fêmur flexionado na articulação do quadril. Ajuda a manter a cabeça do fêmur no acetábulo. Pode auxiliar na rotação medial quando o quadril está flexionado 90° ou mais.

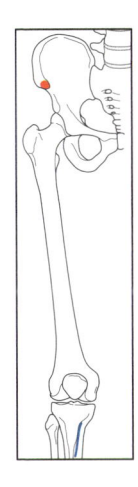 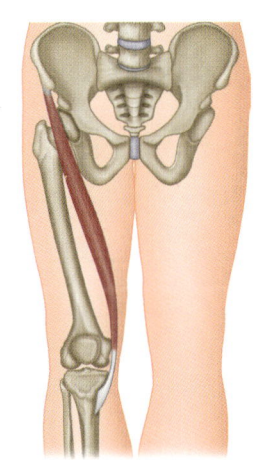

Sartório

Do latim, *sartor*, alfaiate.
O sartório é o músculo mais superficial do compartimento anterior da coxa e o mais longo do corpo. A margem medial de seu terço proximal forma o limite lateral do trígono femoral (o adutor longo forma o limite medial e o ligamento inguinal o limite superior). A ação do sartório permite colocar os membros inferiores na posição sentada de pernas cruzadas, característica do alfaiate (daí o seu nome em latim).

Origem

Espinha ilíaca anterossuperior.

Inserção

Face medial da tíbia imediatamente inferomedial à tuberosidade.

Inervação

Nervo femoral – L2, L3 e (L4).

Irrigação

Artéria circunflexa femoral lateral (da artéria femoral profunda).
Ramo safeno da artéria descendente do joelho (da artéria femoral).

Ação

Flexiona a coxa na articulação do quadril, o que ajuda a trazer a perna para a frente durante a caminhada ou corrida. Flexiona a perna na articulação do joelho.

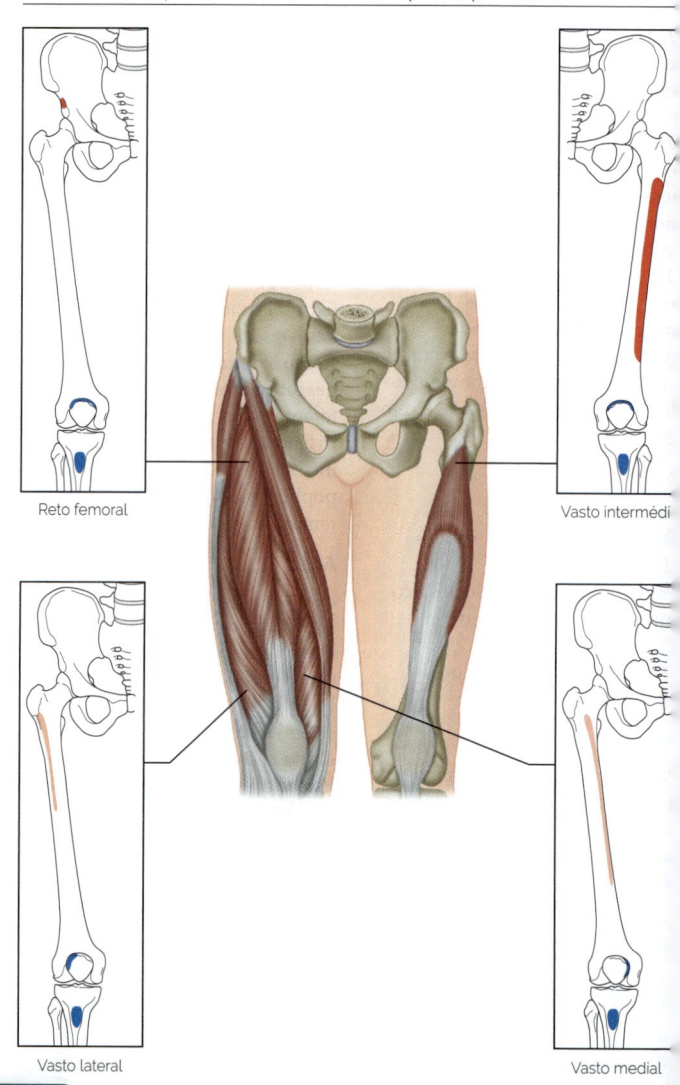

Reto femoral

Vasto intermédi

Vasto lateral

Vasto medial

Do latim, *rectus*, reto; *femoris*, da coxa; *vastus*, vasto; e *lateralis*, relativo ao lado.

Os quatro músculos que compõem o quadríceps (do latim: "que possui quatro cabeças") femoral são: reto femoral, vasto lateral, vasto medial e vasto intermédio. O vasto intermédio é a parte mais profunda do quadríceps. Esse músculo possui um tendão membranáceo em sua face anterior a fim de permitir um movimento de deslizamento entre ele e o reto femoral que o recobre.

Origem

Reto femoral
Cabeça reta (anterior): espinha ilíaca anteroinferior.
Cabeça reflexa (posterior): sulco supra-acetabular (no ílio).
Grupo vasto
Metade proximal do corpo do fêmur.

Inserção

Patela e, via ligamento da patela, tuberosidade da tíbia.

Inervação

Nervo femoral L2 a L4.

Irrigação

Artéria circunflexa femoral lateral (da artéria femoral profunda).
Além disso:
Vasto lateral apenas
Também pode ser suprido por ramos perfurantes da artéria femoral profunda.
Vasto medial apenas
Ramo safeno da artéria descendente do joelho (da artéria femoral). Inserção também irrigada pelo ramo superior medial do joelho da artéria poplítea (continuação da artéria femoral).

Ação

Reto femoral
Flexiona a coxa na articulação do quadril (principalmente em colaboração, como ao chutar uma bola), e estende a perna na articulação do joelho.
Grupo vasto
Estende a perna na articulação do joelho.

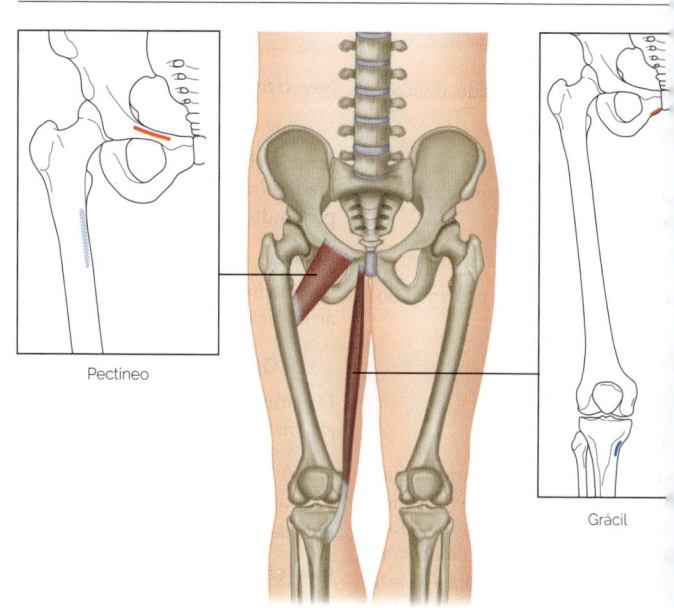

Pectíneo

Grácil

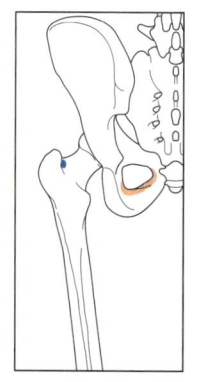

Obturador externo

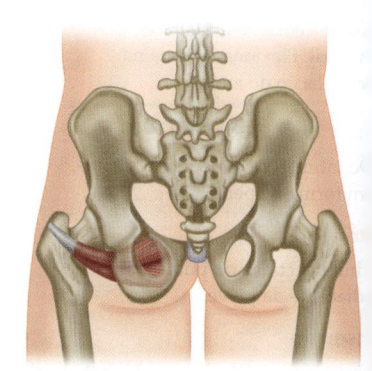

Grácil

o latim, *gracilis*, delgado, delicado.

rigem

inha nas faces externas do corpo
ramo inferior do púbis e do
amo do ísquio.

nserção

ace medial da parte proximal do
orpo da tíbia.

nervação

Jervo obturatório – L2 e L3.

rigação

rtéria obturatória via artéria ilíaca
nterna (ramo da artéria ilíaca comum
a parte abdominal da aorta). Tam-
ém pode ser irrigado pela artéria
ircunflexa femoral medial (da arté-
a femoral profunda).

ção

duz a coxa na articulação do
uadril. Flexiona a perna na
rticulação do joelho.

Pectíneo

Do latim, *pecten*, pente; *pectinatus*,
m forma de pente.

rigem

inha pectínea do púbis e osso
djacente da pelve.

nserção

inha oblíqua do fêmur, da base
o trocanter menor à linha áspera
o fêmur.

Inervação

Nervo femoral – L2 e L3.

Irrigação

**Artéria circunflexa femoral
medial** (da artéria femoral
profunda).

Ação

Aduz e flexiona a coxa na
articulação do quadril.

Obturador externo

Do latim, *obturare*, obstruir; e
externus, externo.

Origem

Face externa da membrana
obturadora e osso adjacente.

Inserção

Fossa trocantérica.

Inervação

Divisão posterior do nervo
obturatório – L3 e L4.

Irrigação

Artéria obturatória via artéria
ilíaca interna (ramo da artéria
ilíaca comum da parte abdominal
da aorta). Também pode ser
irrigado pela artéria circunflexa
femoral medial (da artéria femoral
profunda).

Ação

Rotaciona lateralmente a coxa na
articulação do quadril.

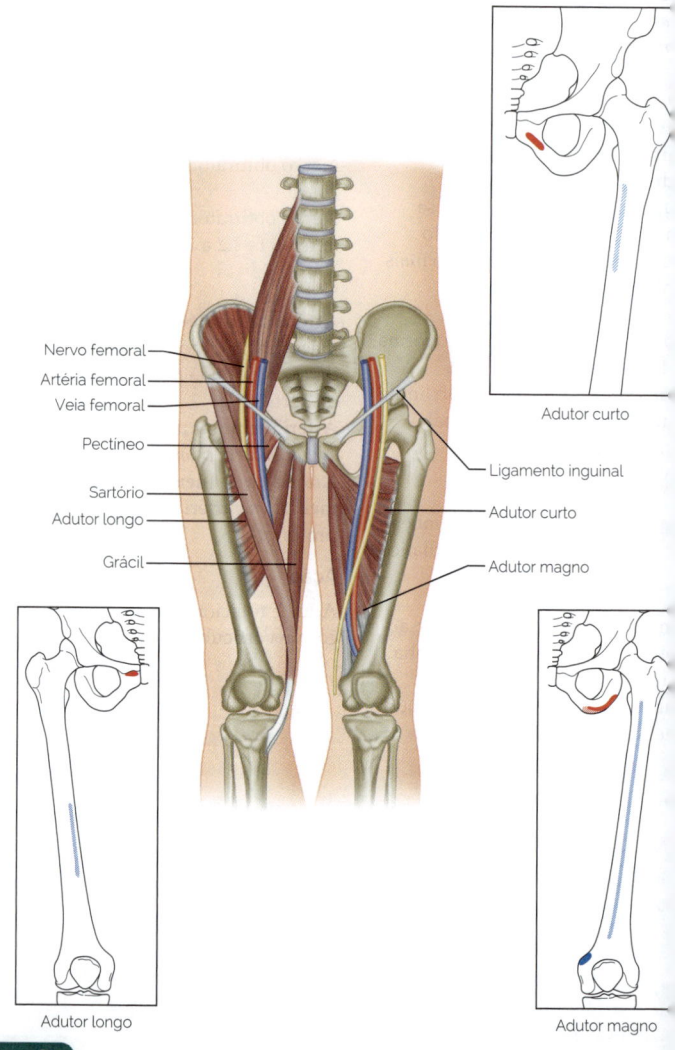

Nervo femoral

Artéria femoral

Veia femoral

Pectíneo

Sartório

Adutor longo

Grácil

Ligamento inguinal

Adutor curto

Adutor magno

Adutor curto

Adutor longo

Adutor magno

o latim, *adducere*, aproximar de; *agnus*, grande; *brevis*, curto; e *ngus*, longo.

adutor magno é o maior úsculo do grupo adutor, que ambém inclui o adutor curto e o dutor longo. Suas fibras uperiores frequentemente se undem com as do quadrado emoral. O adutor longo é o mais nterior dos três.

borda lateral das fibras uperiores do adutor longo forma limite medial do **trígono emoral** (o sartório forma o limite teral; o ligamento inguinal o mite superior).

rigem

amo inferior do púbis. Também ossui origem no túber isquiático.

serção

m toda a extensão do fêmur, ao ngo da linha áspera e da linha upracondilar medial até o ubérculo do adutor no epicôndilo edial do fêmur.

Inervação

Magno
Nervo obturatório – L2 a L4.
Nervo isquiático (divisão tibial) – L2 a L4.
Curto
Nervo obturatório – L2 e L3.
Longo
Nervo obturatório (divisão anterior) – L2 a L4.

Irrigação

Artéria obturatória via artéria ilíaca interna (ramo da artéria ilíaca comum da parte abdominal da aorta).
Artéria femoral profunda *(apenas adutores curto e longo)*
Artéria circunflexa femoral medial (da artéria femoral profunda).

Ação

Aduz e rotaciona medialmente a coxa na articulação do quadril.

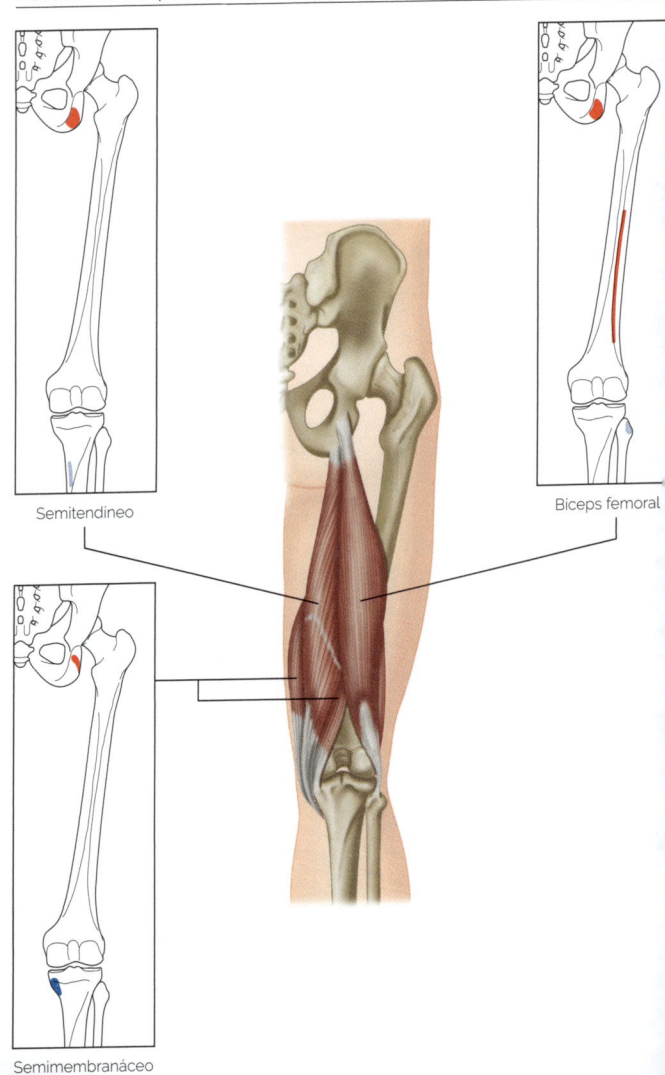

Semitendineo

Biceps femoral

Semimembranáceo

Do latim, *semi*, metade; *membanosus*, membranoso; *tendinosus*, tendinoso; *bíceps*, que possui duas cabeças; e *femoris*, da coxa.

Os **músculos posteriores da coxa** são três: semimembranáceo, semitendíneo e bíceps femoral.

Origem

Túber isquiático. A cabeça curta do bíceps femoral tem origem no lábio lateral da linha áspera.

Inserção

Semimembranáceo
Sulco e o osso adjacente na área posteromedial do côndilo medial da tíbia.
Semitendíneo
Parte proximal da face medial da tíbia.
Bíceps femoral
Cabeça da fíbula.

Inervação

Nervo isquiático (divisão tibial) – L5, S1 e S2.

Irrigação

Ramos perfurantes da artéria femoral profunda via artéria femoral (continuação da artéria ilíaca externa).
Artéria glútea inferior via artéria ilíaca interna (ramo da artéria ilíaca comum da parte abdominal da aorta).

Ação

Flexiona a perna na articulação do joelho. O semimembranáceo e o semitendíneo estendem a coxa na articulação do quadril, além de rotacionarem medialmente a coxa na articulação do quadril e a perna na articulação do joelho.
O bíceps femoral estende a coxa na articulação do quadril, além de rotacionar lateralmente a coxa na articulação do quadril e a perna na articulação do joelho.

9

Músculos da perna e do pé

Músculos da perna

Com exceção do músculo poplíteo, todos os músculos da perna se inserem no pé. Pode-se classificá-los, de acordo com sua posição, em grupos anterior, posterior e lateral. Além disso, o grupo posterior pode ser subdividido em camadas superficial, média e profunda.

O **grupo anterior** de músculos, na parte da frente da perna, também é denominado *compartimento extensor*, que funcionalmente estende (dorsiflexiona) o pé na articulação do tornozelo e estende os dedos dos pés. Existem quatro músculos nesse grupo.

Os músculos do **grupo posterior**, na região da panturrilha, estão relacionados com a flexão plantar do tornozelo e a flexão dos dedos dos pés. Os músculos deste *compartimento flexor* são organizados em três camadas como casca de uma cebola. Na camada mais superficial estão os músculos flexores do tornozelo, representados por um par de músculos, o **gastrocnêmio** e o **sóleo**, também conhecidos como tríceps sural, e pelo plantar. A camada média é composta pelo **flexor longo do hálux** e o **flexor longo dos dedos**. Os músculos **tibial posterior** e **poplíteo** constituem a camada profunda.

O *compartimento lateral* compreende os músculos: **fibular longo**, com origem na parte proximal da fíbula, e **fibular curto**, mais distal na fíbula.

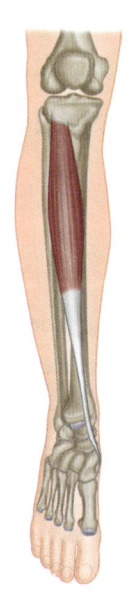
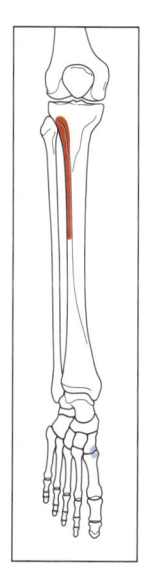

Tibial anterior

Do latim, *tibialis*, relativo à canela; e *anterior*, na frente.

Origem

Face lateral da tíbia e membrana interóssea adjacente.

Inserção

Faces medial e inferior do cuneiforme medial e faces adjacentes na base do primeiro metatarsal.

Inervação

Nervo fibular profundo – L4 e L5.

Irrigação

Artéria tibial anterior (da artéria poplítea, continuação da artéria femoral).

Ação

Dorsiflexiona o pé na articulação do tornozelo. Inverte o pé. Proporciona sustentação dinâmica do arco medial do pé.

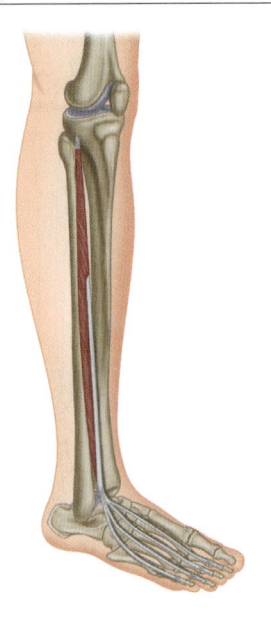
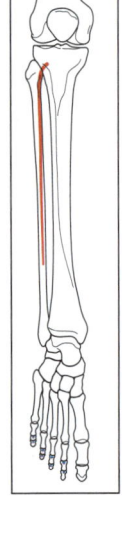

Extensor longo dos dedos

Do latim, *extendere*, estender; *digitorum*, dos dedos; e *longus*, longo.

Origem

Metade proximal da face medial da fíbula e face adjacente do côndilo lateral da tíbia.

Inserção

Face dorsal dos quatro dedos laterais. Cada tendão se divide para se fixar nas bases das falanges médias e distais.

Inervação

Nervo fibular profundo – L5 e S1.

Irrigação

Artéria tibial anterior (da artéria poplítea, continuação da artéria femoral).

Ação

Estende os quatro dedos laterais e dorsiflexiona o pé.

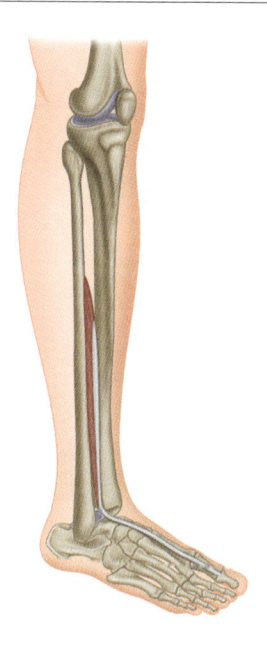 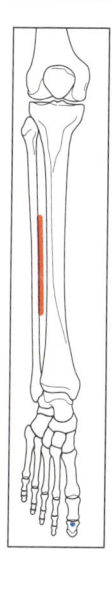

Extensor longo do hálux

Do latim, *extendere*, estender; *hallucis*, do dedo grande; e *longus*, longo.

Origem

Metade média da face medial da fíbula e membrana interóssea adjacente.

Inserção

Base da falange distal do hálux.

Inervação

Nervo fibular profundo – L5 e S1.

Irrigação

Artéria tibial anterior (da artéria poplítea, continuação da artéria femoral).

Ação

Estende o hálux e dorsiflexiona o pé.

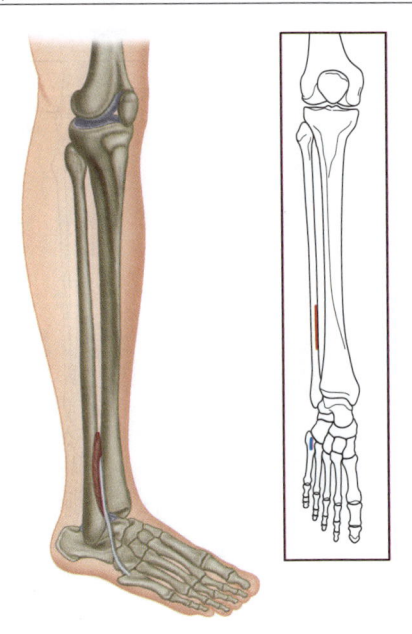

Fibular terceiro

Do latim, *fibula*, alfinete, fivela; e *tertius*, terceiro.

Origem

Parte distal da face medial da fíbula.

Inserção

Face dorsomedial da base do quinto metatarsal.

Inervação

Nervo fibular profundo – L5 e S1.

Irrigação

Artéria tibial anterior (da artéria poplítea, continuação da artéria femoral).

Ação

Dorsiflexiona e everte o pé.

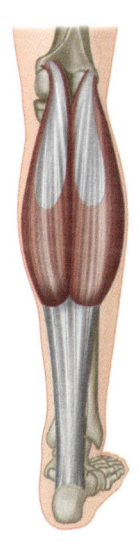
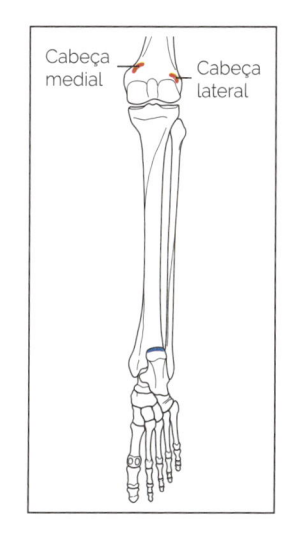

Cabeça medial

Cabeça lateral

Gastrocnêmio

Do grego, *gaster*, ventre; e *kneme*, perna.

Origem

Cabeça medial
Parte distal da face posterior do fêmur (face poplítea), imediatamente superior ao côndilo medial.
Cabeça lateral
Área posterolateral da face superior do côndilo medial do fêmur.

Inserção

Face posterior do calcâneo por meio do tendão do calcâneo.

Inervação

Nervo tibial – S1 e S2.

Irrigação

Ramos surais da artéria poplítea (continuação da artéria femoral). **Artéria tibial posterior** (da artéria poplítea).

Ação

Realiza a flexão plantar do pé. Flexiona o joelho. É a principal força propulsora durante a caminhada e a corrida.

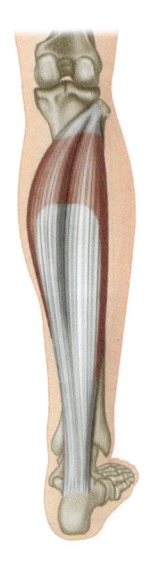
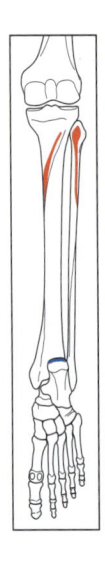

Sóleo

Do latim, *solea*, sola de couro, sandália, linguado (peixe solha).

Origem

Face posterior da cabeça da fíbula e faces adjacentes do colo e da parte proximal do corpo. Linha para o músculo sóleo e margem medial da tíbia. Arco tendíneo entre as inserções na tíbia e fíbula.

Inserção

Face posterior do calcâneo por meio do tendão do calcâneo.

Inervação

Nervo tibial – S1 e S2.

Irrigação

Artéria tibial posterior (da artéria poplítea).
Ramos surais da artéria poplítea e artéria fibular via artéria tibial posterior.

Ação

Realiza a flexão plantar do pé. O sóleo está frequentemente em contração durante a posição ortostática (em pé), a fim de evitar que o corpo caia para a frente na articulação do tornozelo. Desse modo, ele auxilia na manutenção da postura ereta.

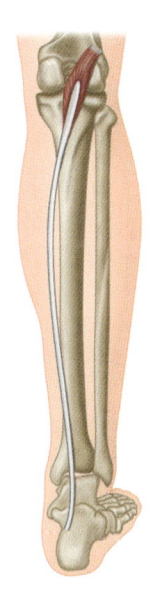
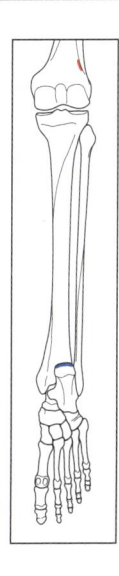

Plantar

Do latim, *plantaris*, relativo à planta (sola do pé).

Origem

Parte inferior da linha supracondilar lateral do fêmur e ligamento poplíteo oblíquo da articulação do joelho.

Inserção

Face posterior do calcâneo por meio do tendão do calcâneo.

Inervação

Nervo tibial – S1 e S2.

Irrigação

Ramos surais da artéria poplítea (continuação da artéria femoral).

Ação

Realiza a flexão plantar do pé. Flexiona o joelho.

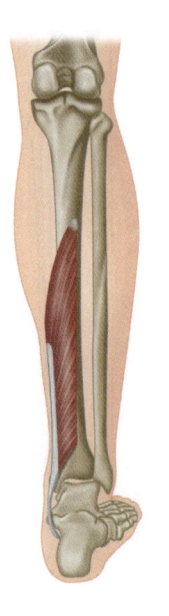
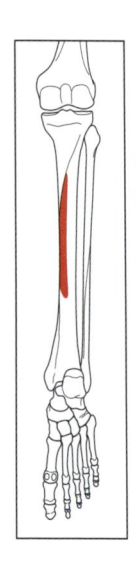

Flexor longo dos dedos

Do latim, *flectere*, flexionar; *digitorum*, dos dedos; e *longus*, longo.

Origem

Parte medial da face posterior da tíbia, inferiormente à linha para o músculo sóleo.

Inserção

Faces plantares das bases das falanges distais dos quatro dedos laterais.

Inervação

Nervo tibial – S2 e S3.

Irrigação

Artéria tibial posterior (da artéria poplítea).

Ação

Flexiona os quatro dedos laterais e, dessa forma, permite que o pé mantenha contato firme com o solo ao caminhar.

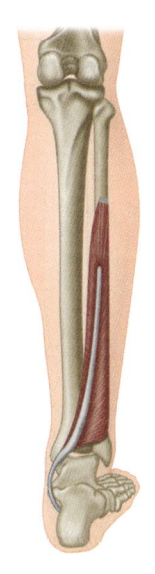
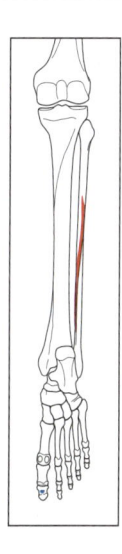

Flexor longo do hálux

Do latim, *flectere*, flexionar; *hallucis*, do dedo grande; e *longus*, longo.

Origem

Dois terços distais da face posterior da fíbula e membrana interóssea adjacente.

Inserção

Face plantar da base da falange distal do hálux.

Inervação

Nervo tibial – S2 e S3.

Irrigação

Artéria fibular via artéria tibial posterior (da artéria poplítea).

Ação

Flexiona o hálux e desempenha um papel fundamental no impulso propulsor final do pé durante a caminhada.

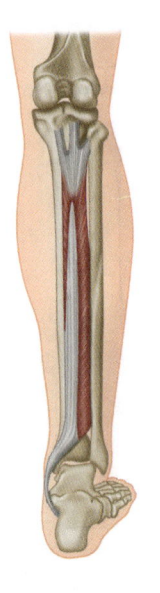
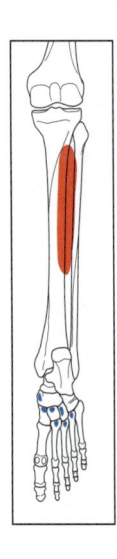

Tibial posterior

Do latim, *tibialis*, relativo à canela; e *posterior*, atrás.

Origem

Faces posteriores da membrana interóssea da perna e das regiões adjacentes da tíbia e fíbula.

Inserção

Principalmente na tuberosidade do navicular e região adjacente do cuneiforme medial.

Inervação

Nervo tibial – L4 e L5.

Irrigação

Artéria fibular via artéria tibial posterior (da artéria poplítea).

Ação

Realiza a inversão e flexão plantar do pé. Sustenta o arco medial do pé durante a caminhada.

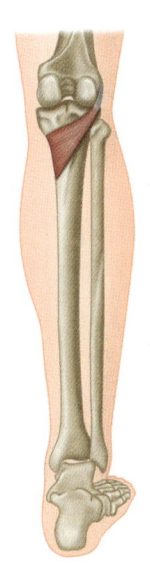 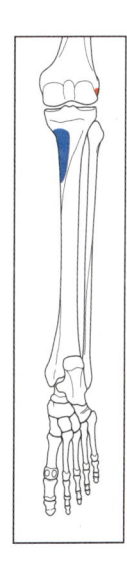

Poplíteo

Do latim, *poples*, joelho, jarrete.

Origem

Côndilo lateral do fêmur.

Inserção

Parte proximal da face posterior da tíbia.

Inervação

Nervo tibial – L4, L5 e S1.

Irrigação

Ramos surais e inferior medial do joelho da artéria poplítea (continuação da artéria femoral).

Ação

Estabiliza e "destrava" a articulação do joelho.

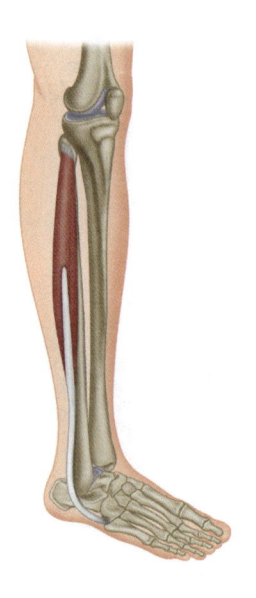
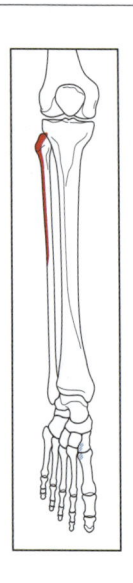

Fibular longo

Do latim, *fibula*, alfinete, fivela; e *longus*, longo.

Origem

Dois terços proximais da face lateral da fíbula, cabeça da fíbula e, às vezes, côndilo lateral da tíbia.

Inserção

Parte distal da face lateral do cuneiforme medial. Base do primeiro metatarsal.

Inervação

Nervo fibular superficial – L5, S1 e S2.

Irrigação

Artéria fibular via artéria tibial posterior (da artéria poplítea).

Ação

Realiza eversão e flexão plantar do pé. Sustenta os arcos do pé.

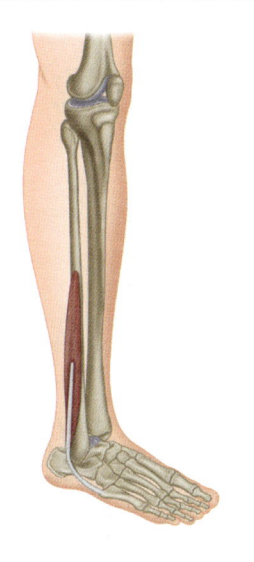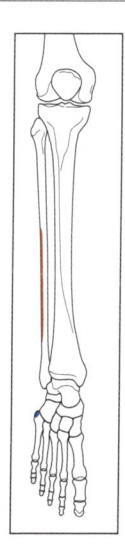

Fibular curto

Do latim, *fibula*, alfinete, fivela; e *brevis*, curto.

Origem

Dois terços distais da face lateral do corpo da fíbula.

Inserção

Tuberosidade na face lateral da base do quinto metatarsal.

Inervação

Nervo fibular superficial – L5, S1 e S2.

Irrigação

Artéria fibular via artéria tibial posterior (da artéria poplítea).

Ação

Everte o pé.

Músculos do pé

Os músculos que atuam no pé podem ser divididos em extrínsecos e intrínsecos. Os músculos extrínsecos originam-se nos compartimentos anterior, lateral e posterior da perna e são responsáveis sobretudo pela eversão, inversão e flexão plantar do pé.

Os músculos intrínsecos do pé estão situados principalmente na região plantar, ou planta do pé. A planta consiste em uma aponeurose mais superficial e quatro camadas musculares.

A aponeurose plantar, também denominada fáscia plantar, é uma lâmina fibrosa plana situada profundamente à tela subcutânea da planta e recobre a primeira camada de músculos. Está fixada ao calcâneo posteriormente e envia feixes para cada dedo do pé.

As camadas musculares da planta são:

- Primeira camada: **abdutor do hálux**, **flexor curto dos dedos** e **abdutor do dedo mínimo**.
- Segunda camada: **quadrado plantar** e **lumbricais**.
- Terceira camada: **flexor curto do hálux**, **adutor do hálux** e **flexor curto do dedo mínimo**.
- Quarta camada: **interósseos dorsais e plantares**.

Assim como a mão, o pé possui músculos lumbricais e interósseos, mas suas funções são mais discretas. Os **lumbricais** têm origem na planta do pé nos tendões do músculo flexor longo dos dedos, e os **interósseos** nos ossos metatarsais. Seus delicados tendões inserem-se nas expansões extensoras do segundo ao quinto dedos do pé, e sua ação é flexionar as articulações metatarsofalângicas e estender fracamente as articulações interfalângicas.

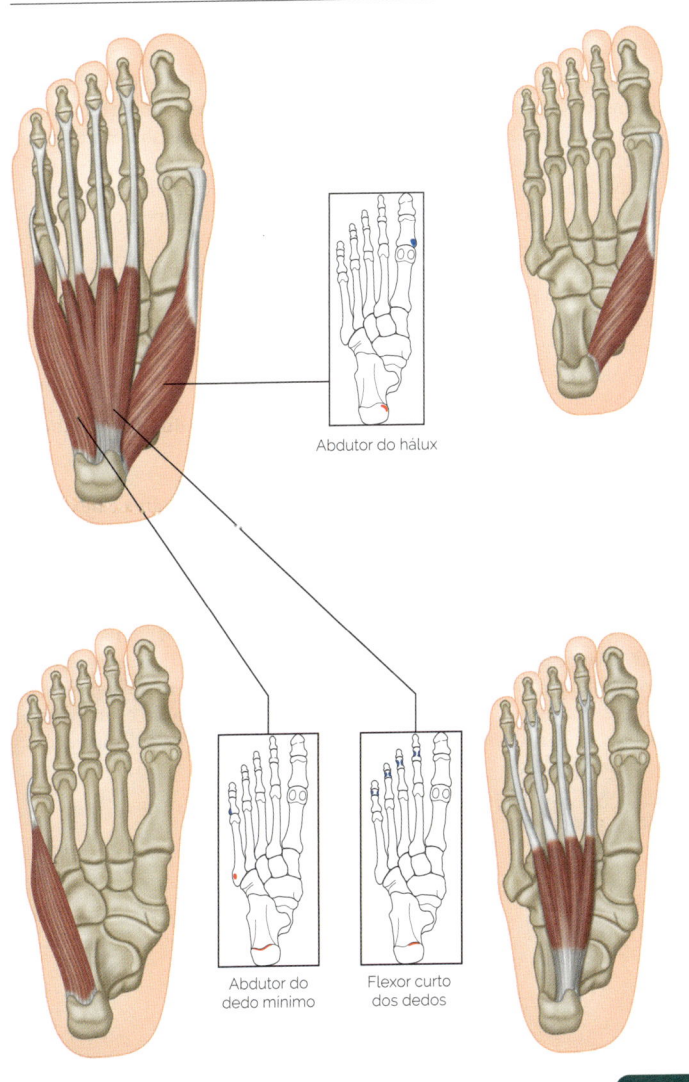

Abdutor do hálux

Abdutor do
dedo minimo

Flexor curto
dos dedos

Abdutor do hálux

Do latim, *abducere*, afastar de; e *hallucis*, do dedo grande.

Origem

Tubérculo medial da tuberosidade do calcâneo.

Inserção

Face medial da base da falange proximal do hálux.

Inervação

Nervo plantar medial (do nervo tibial) – S1 a S3.

Irrigação

Artéria plantar medial (da artéria tibial posterior).

Ação

Abduz e flexiona o hálux na articulação metatarsofalângica.

Flexor curto dos dedos

Do latim, *flectere*, flexionar; *digitorum*, dos dedos; e *brevis*, curto.

Origem

Tubérculo medial da tuberosidade do calcâneo e aponeurose plantar.

Inserção

Ambos os lados das faces plantares das falanges médias dos quatro dedos laterais.

Inervação

Nervo plantar medial (do nervo tibial) – S1 a S3.

Irrigação

Artéria plantar medial (da artéria tibial posterior).

Ação

Flexiona os quatro dedos laterais na articulação interfalângica proximal.

Abdutor do dedo mínimo

Do latim, *abducere*, afastar de; *digiti*, do dedo; e *minimi*, do menor.

Origem

Tubérculos medial e lateral da tuberosidade do calcâneo e faixa conjuntiva que conecta o calcâneo com a base do quinto metatarsal.

Inserção

Face lateral da base da falange proximal do dedo mínimo.

Inervação

Nervo plantar lateral (do nervo tibial) – S1 a S3.

Irrigação

Artéria plantar lateral (da artéria tibial posterior).

Ação

Abduz o quinto dedo na articulação metatarsofalângica.

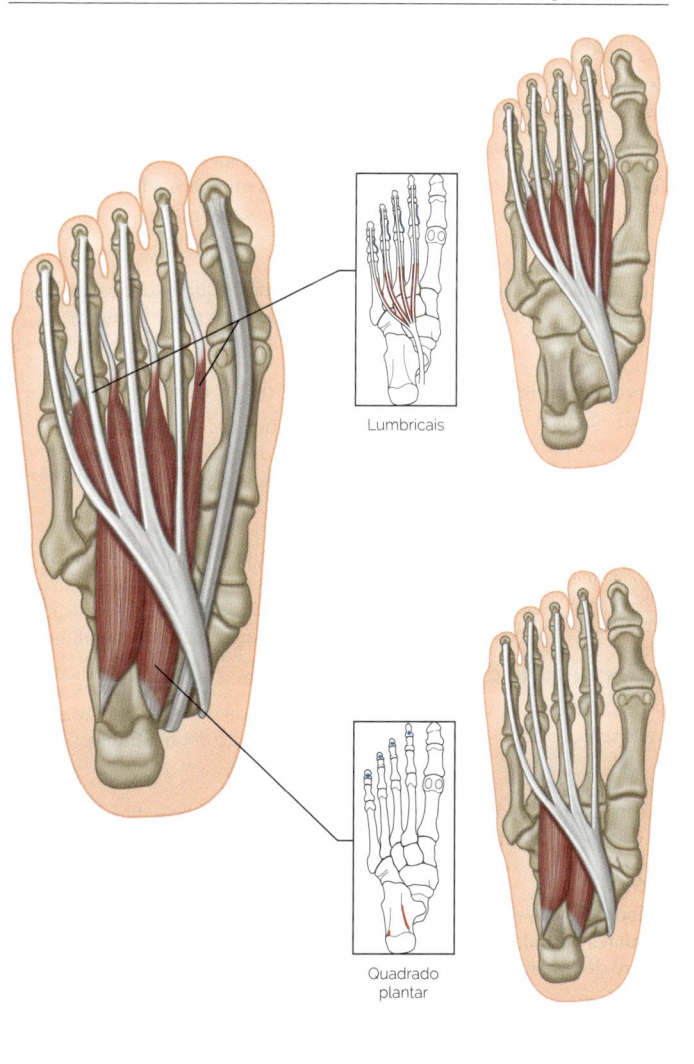

Lumbricais

Quadrado
plantar

Quadrado plantar

Do latim, *quadratus*, quadrado; e *plantae*, da planta (sola).

Origem

Face medial do calcâneo e tubérculo lateral da tuberosidade do calcâneo.

Inserção

Margem lateral do tendão do músculo flexor longo dos dedos na parte proximal da planta.

Inervação

Nervo plantar lateral (do nervo tibial) – S1 a S3.

Irrigação

Artéria plantar lateral (da artéria tibial posterior).

Ação

Flexiona as falanges distais do segundo ao quinto dedos. Modifica a linha oblíqua de tração dos tendões do músculo flexor longo dos dedos, para alinhá-la com o eixo longitudinal do pé.

Lumbricais

Do latim, *lumbricus*, minhoca, verme.

Origem

Primeiro lumbrical
Face medial do tendão do músculo flexor longo dos dedos associado ao segundo dedo.
Segundo ao quarto lumbricais
Tendões adjacentes do músculo flexor longo dos dedos.

Inserção

Margens livres mediais das expansões extensoras do segundo ao quinto dedos.

Inervação

Primeiro lumbrical
Nervo plantar medial (do nervo tibial).
Segundo ao quarto lumbricais
Nervo plantar lateral (do nervo tibial) – S2 e S3.

Irrigação

Primeiro lumbrical
Artéria plantar medial
Segundo ao quarto lumbricais
Artéria plantar lateral (da artéria tibial posterior).

Ação

Flexionam as articulações metatarsofalângicas e estendem as interfalângicas.

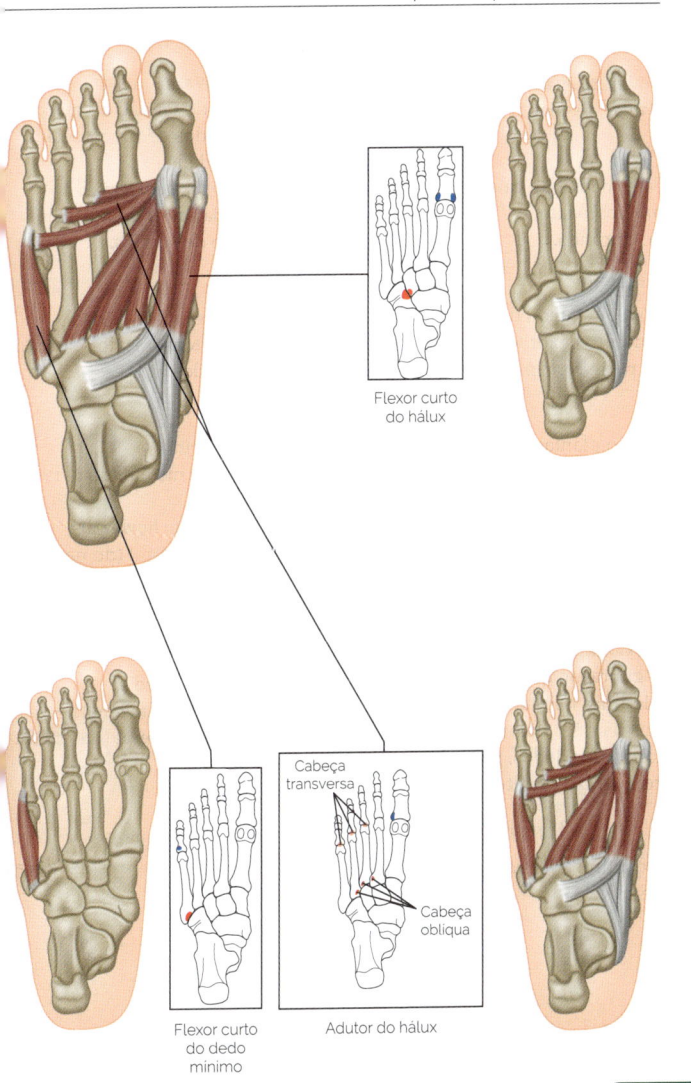

Flexor curto
do hálux

Flexor curto
do dedo
mínimo

Cabeça
transversa

Cabeça
obliqua

Adutor do hálux

Flexor curto do hálux

Do latim, *flectere*, flexionar; *hallucis*, do dedo grande; e *brevis*, curto.

Origem

Parte medial da face plantar do cuboide e parte adjacente do cuneiforme lateral. Tendão do músculo tibial posterior.

Inserção

Faces medial e lateral da base da falange proximal do hálux.

Inervação

Nervo plantar medial (do nervo tibial) – S1 e S2.

Irrigação

Artéria plantar medial (da artéria tibial posterior).

Ação

Flexiona o hálux na articulação metatarsofalângica.

Adutor do hálux

Do latim, *adducere*, aproximar de; e *hallucis*, do dedo grande.

Origem

Cabeça transversa
Ligamentos associados às articulações metatarsofalângicas dos três dedos laterais.
Cabeça oblíqua
Bases do segundo ao quarto metatarsais; bainha que recobre o tendão do músculo fibular longo.

Inserção

Face lateral da base da falange proximal do hálux.

Inervação

Nervo plantar lateral (do nervo tibial) – S2 e S3.

Irrigação

Artéria plantar medial (da artéria tibial posterior).

Ação

Aduz o hálux na articulação metatarsofalângica.

Flexor curto do dedo mínimo

Do latim, *flectere*, flexionar; *digiti*, do dedo; *minimi*, do menor; e *brevis*, curto.

Origem

Base do quinto metatarsal e bainha do tendão do músculo fibular longo.

Inserção

Face lateral da base da falange proximal do dedo mínimo.

Inervação

Nervo plantar lateral (do nervo tibial) – S2 e S3.

Irrigação

Artéria plantar lateral (da artéria tibial posterior).

Ação

Flexiona o dedo mínimo na articulação metatarsofalângica.

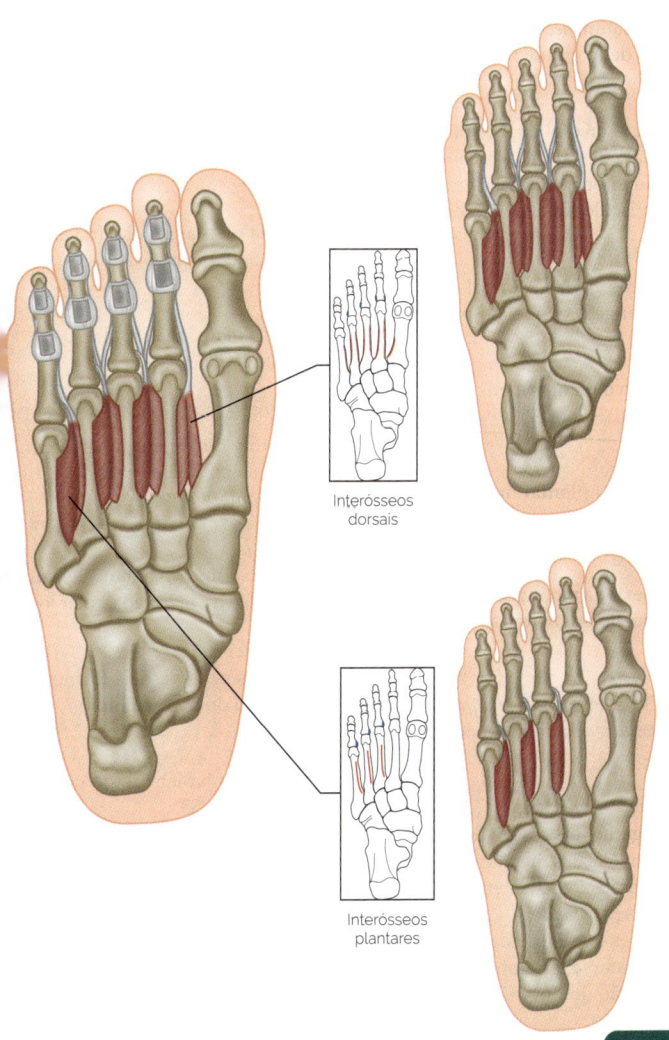

Interósseos
dorsais

Interósseos
plantares

Interósseos dorsais

Do latim, *dorsalis*, relativo ao dorso; e *interosseus*, entre os ossos.

Origem

Faces adjacentes dos ossos metatarsais.

Inserção

Expansões extensoras e bases das falanges proximais do segundo ao quarto dedos.

Inervação

Nervo plantar lateral (do nervo tibial); o primeiro e segundo interósseos dorsais também são inervados pelo nervo fibular profundo – S2 e S3.

Irrigação

Artérias metatarsais dorsais via artéria arqueada (da artéria dorsal do pé, continuação da artéria tibial anterior).

Ação

Abduzem o segundo ao quarto dedos nas articulações metatarsofalângicas. Resistem à extensão das articulações metatarsofalângicas e flexão das articulações interfalângicas.

Interósseos plantares

Do latim, *plantaris*, relativo à planta (sola); e *interosseus*, entre os ossos.

Origem

Bases e faces mediais do terceiro ao quinto metatarsais.

Inserção

Expansões extensoras e bases das falanges proximais do terceiro ao quinto dedos.

Inervação

Nervo plantar lateral (do nervo tibial) – S2 e S3.

Irrigação

Artérias metatarsais plantares via arco plantar profundo (da artéria tibial posterior).

Ação

Aduzem o terceiro ao quinto dedos nas articulações metatarsofalângicas. Resistem à extensão das articulações metatarsofalângicas e flexão das articulações interfalângicas.

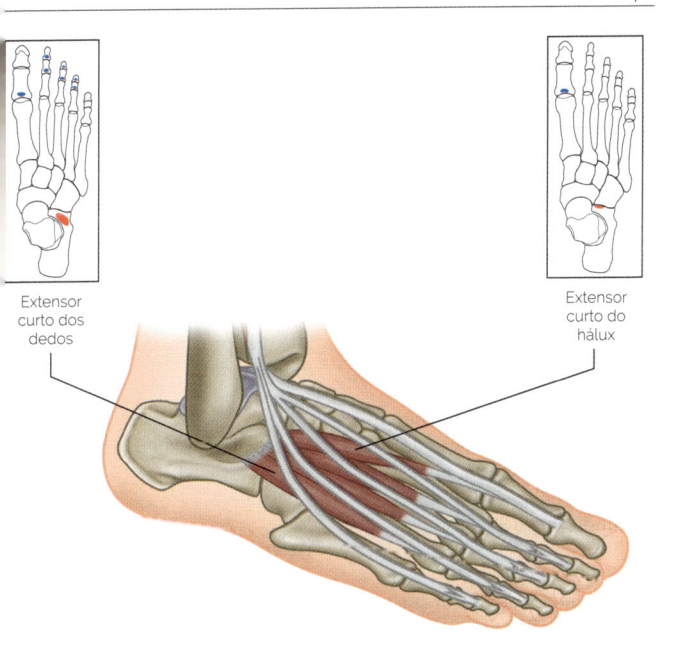

Extensor curto dos dedos

Extensor curto do hálux

Extensor curto dos dedos e extensor curto do hálux

o latim, *extendere*, estender; *gitorum*, dos dedos; *hallucis*, do edo grande; e *brevis*, curto.

Origem

ace superolateral do calcâneo.

Inserção

xtensor curto dos dedos
aterais dos tendões do músculo xtensor longo dos dedos para o egundo ao quarto dedos.
xtensor curto do hálux

Base da falange proximal do hálux.

Inervação

Nervo fibular profundo – S1 e S2.

Irrigação

Artéria dorsal do pé (continuação da artéria tibial anterior).

Ação

Extensor curto dos dedos
Estende o segundo ao quarto dedos.
Extensor curto do hálux
Estende o hálux na articulação metatarsofalângica.

Apêndice

Dermátomos e inervação sensitiva

A sensibilidade da pele é conduzida à medula espinal e, er seguida, ao encéfalo por fibras nervosas aferentes (p. 22) dos ne: vos mistos, motores e sensitivos, que compõem a parte somátic do sistema nervoso periférico.

Todos os nervos somáticos se originam de um ou mais segmer tos medulares e inervam áreas específicas da pele. Uma área su prida por um único segmento medular é denominada *dermátom* todavia as fibras que inervam um único dermátomo podem ester der-se por um ou mais nervos.

Um bom exemplo disso é o dermátomo C5 no membro superio inervado por fibras do segmento C5 que se estendem pelo nerv cutâneo lateral superior do braço (nervo axilar) e nervo cutâne lateral inferior do braço (nervo radial).

As ilustrações com os dermátomos e a distribuição de cad nervo apresentadas a seguir foram compiladas pelo editor co: orientação e assistência do Dr. Robert Whitaker, MA MD MCh FRCS FMAA, anatomista da Universidade de Cambridge.

Nervos cutâneos do membro superior

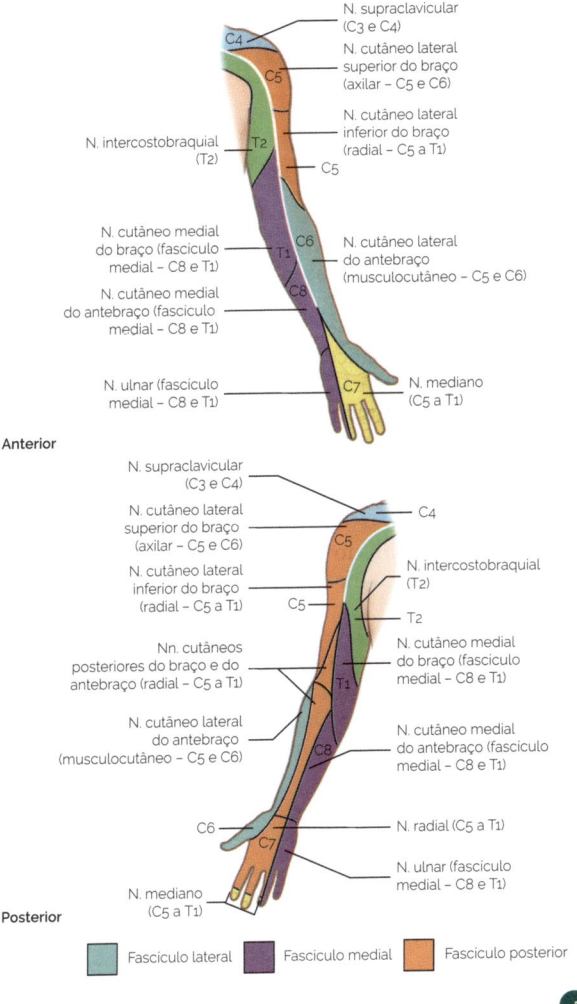

Anterior

Posterior

| Fascículo lateral | Fascículo medial | Fascículo posterior |

Nervos cutâneos do membro inferior

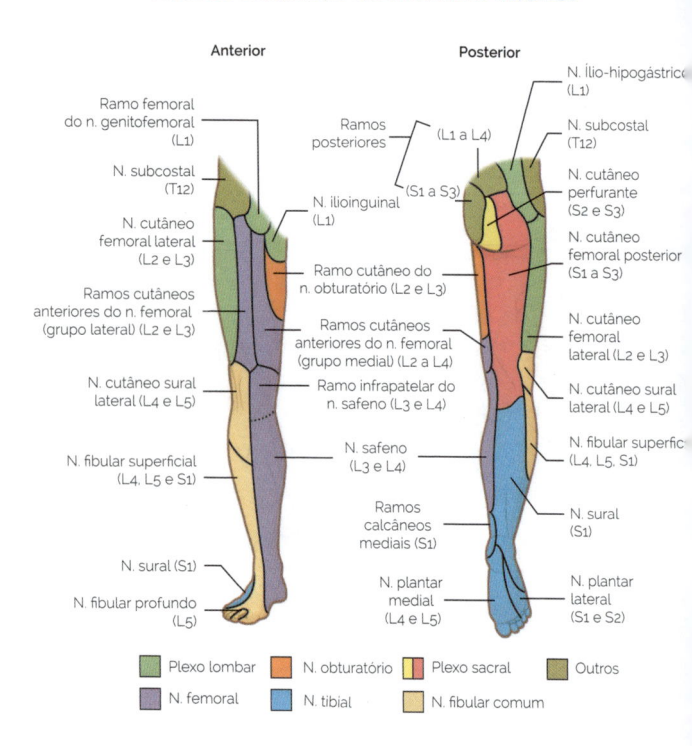

Dermátomos anteriores e posteriores

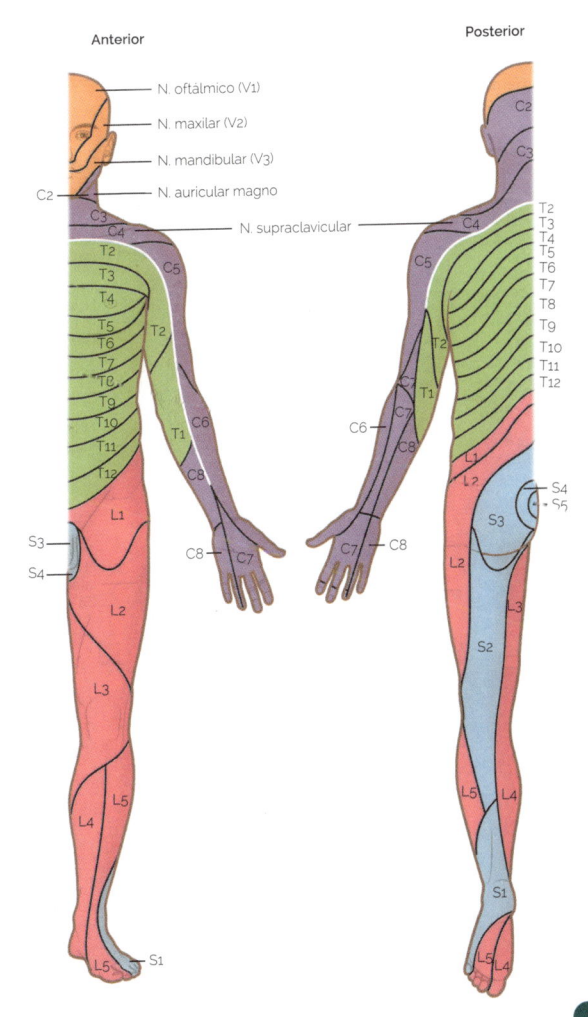

Índice de músculos